足腰が20歳若返る

足指《ゆびのば》のばし

みらいクリニック院長
今井一彰

かんき出版

この本を手にとってくださった
あなたには、
こんな悩みが
あるのではないでしょうか？

「もう何年も前から腰痛持ち。治らない……」

「ひざが痛くて、曲げ伸ばしがキツイ……」

「石みたいにガチガチに肩がこっている……」

「体が重くて、動くのがだるい……」

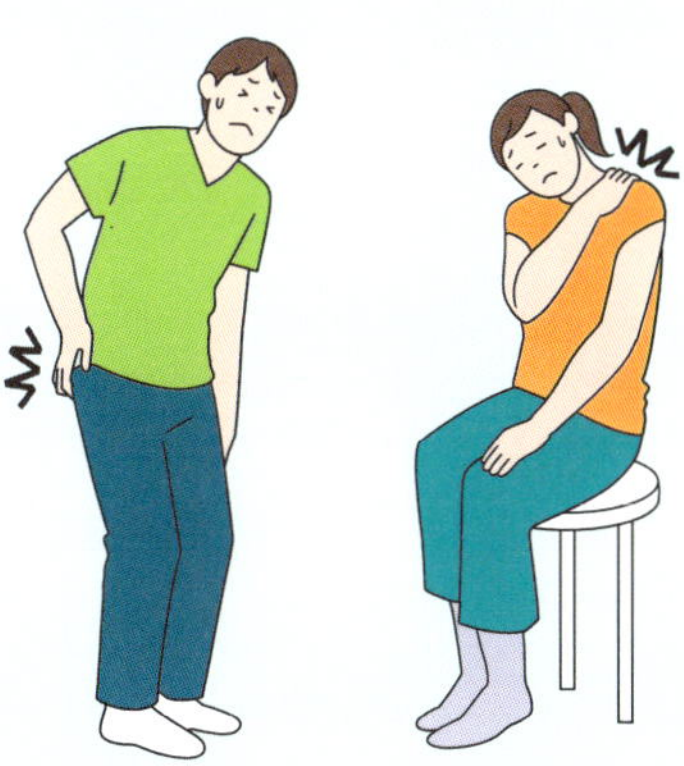

若いころには感じなかった
慢性的な体のコリや痛み。
もし、20年前の体に戻れたら……？

体は驚くほど軽くなり、
あらゆる痛みから解放されます。

そんな方法があるわけないと思われるでしょう。

実は、体のある箇所のゆがみを治したら、
カンタンに元の状態を
取り戻すことができるのです。

それが、「足指」です。

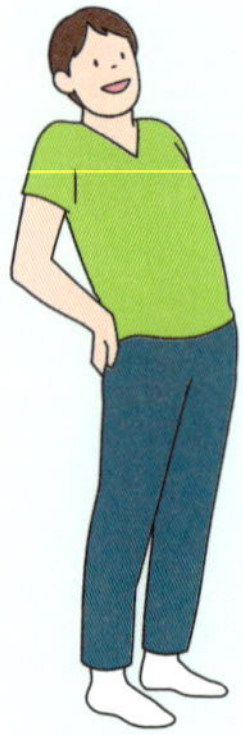

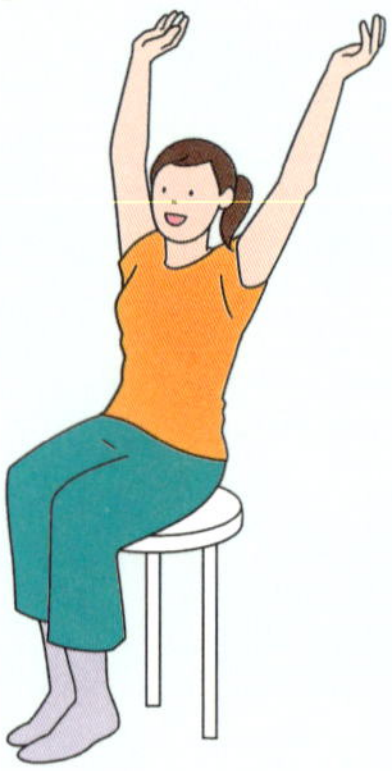

足指を伸ばす。

これだけで、あなたの足腰は20歳若返ります。
なぜ、足指を伸ばすと体が元気になるのでしょうか。
その秘密は、体が立つメカニズムにあります。

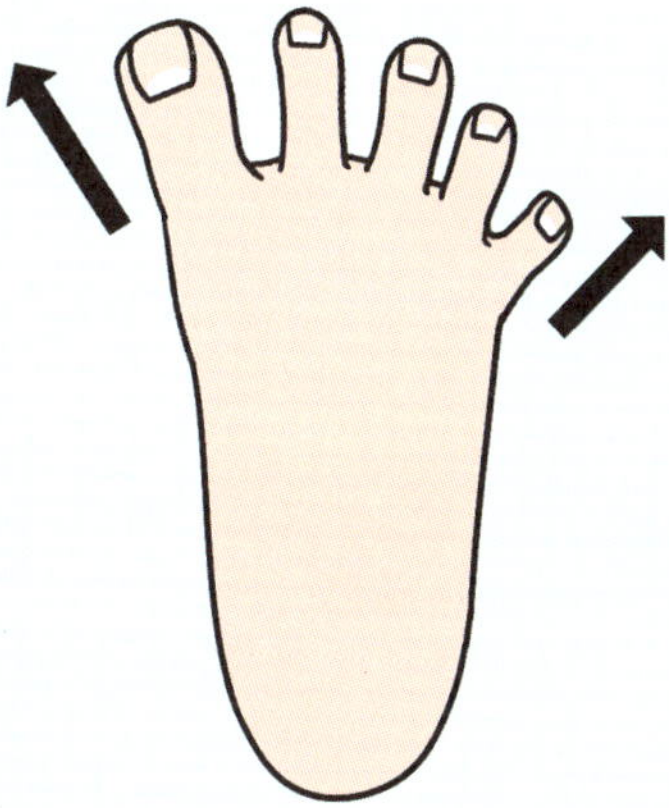

子どもも　大人も
体はこんなに変わる！

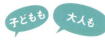

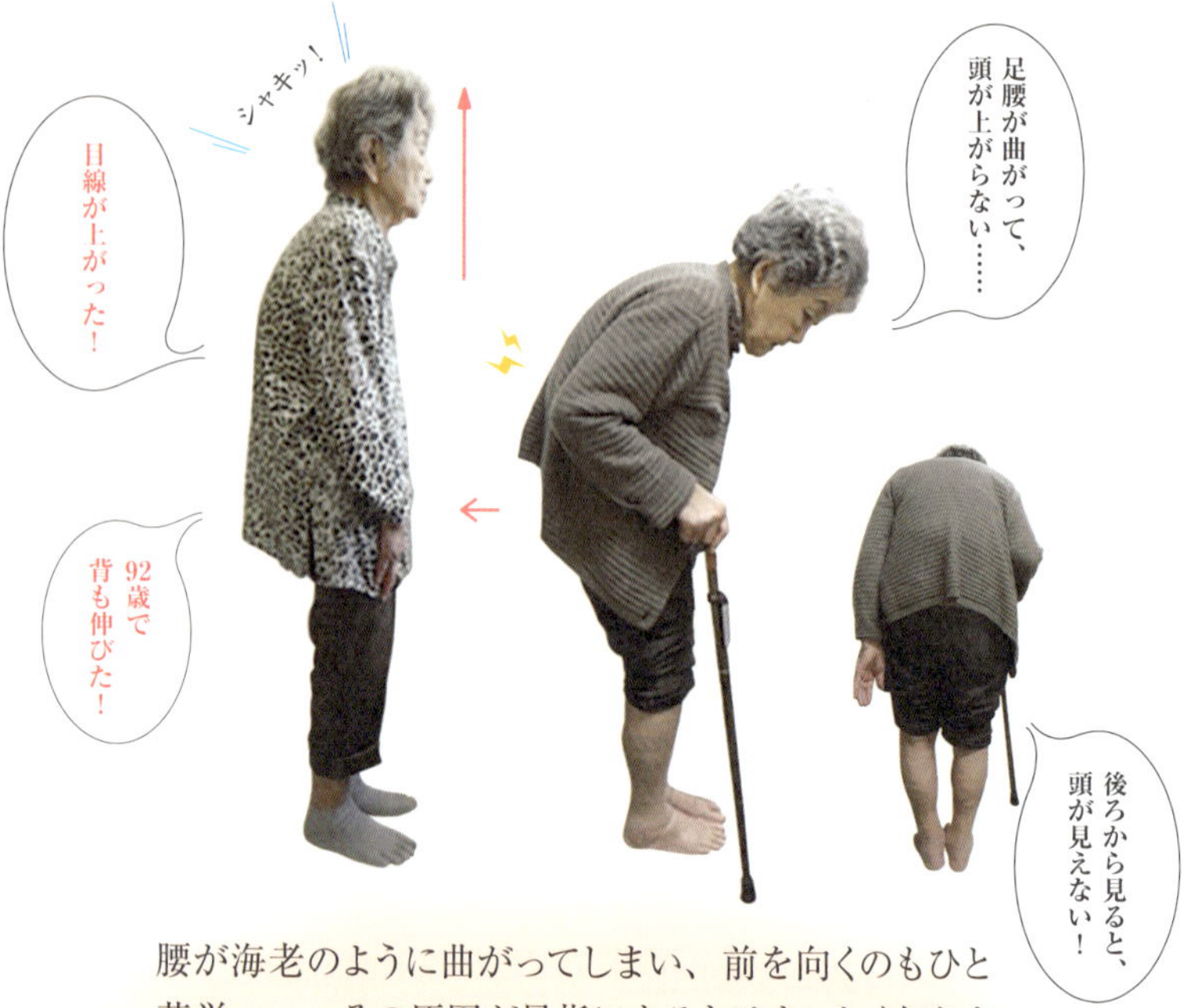

腰が海老のように曲がってしまい、前を向くのもひと苦労……。その原因が足指にあるとはまったく知りませんでした！　今では背筋がシャキっと伸びています。

金岡《かなおか》ヨネさん（仮名）・92歳

私自身、患者さんを診る医師ですが、ひどい外反母趾と足の痛みに悩まされていました。足指がきちんと地面についていないことが痛みの原因だったんですね……！

武井《たけい》徹《とおる》さん（仮名）・68歳

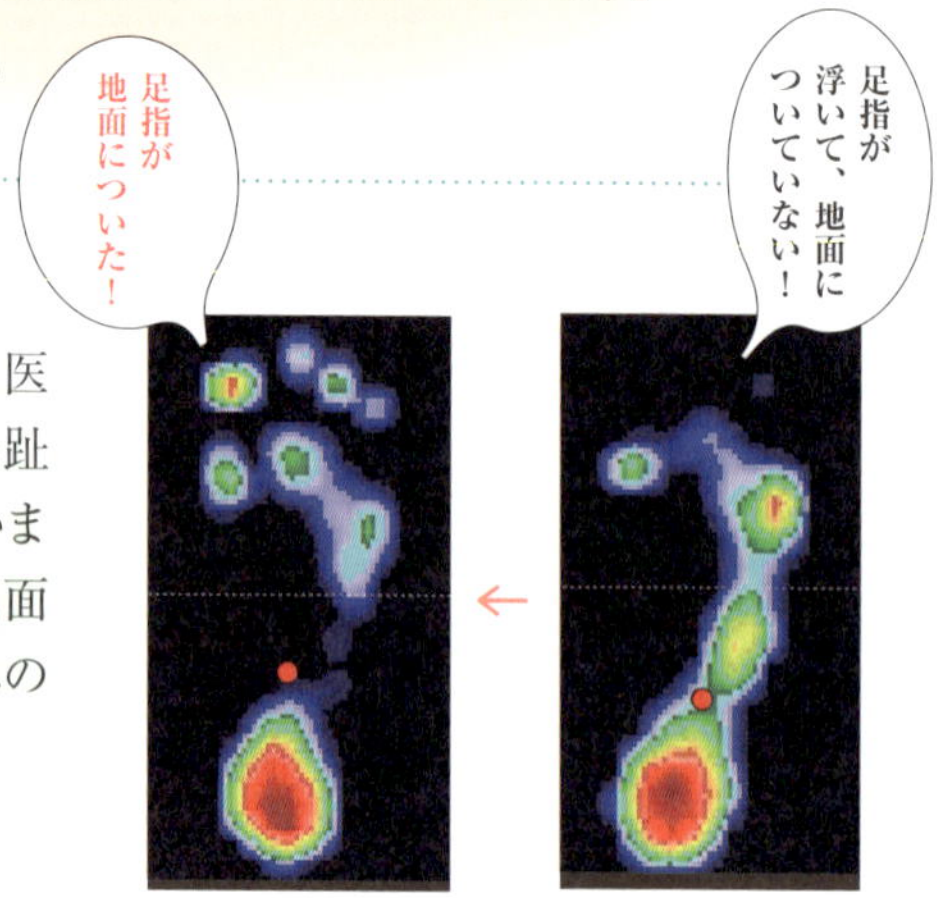

※足圧を測る機械の写真

毎日の「ゆびのば《足指のばし》体操」で

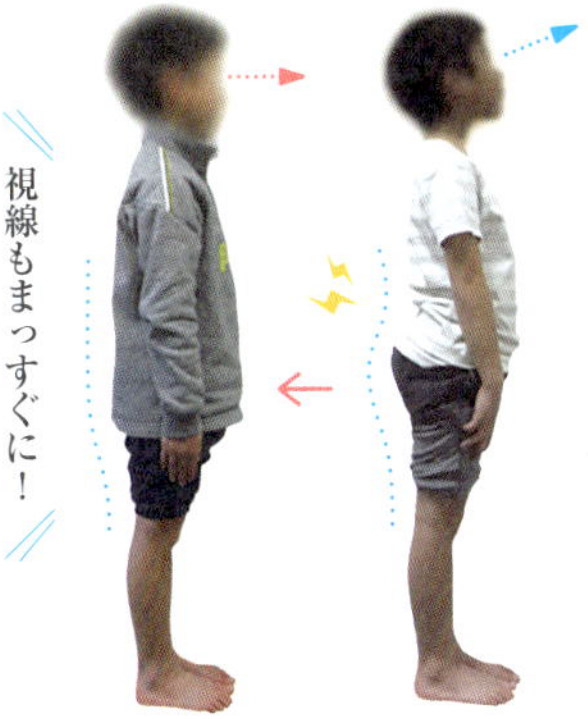
視線もまっすぐに！

7歳の息子は、頭が上を向いてしまうほどのひどい「反り腰」で、体に痛みもありました。足指のゆがみを治したら、痛みがとれて、前を向けるようになりました！

小林《こばやし》ゆきのさん（仮名）・7歳男児の母

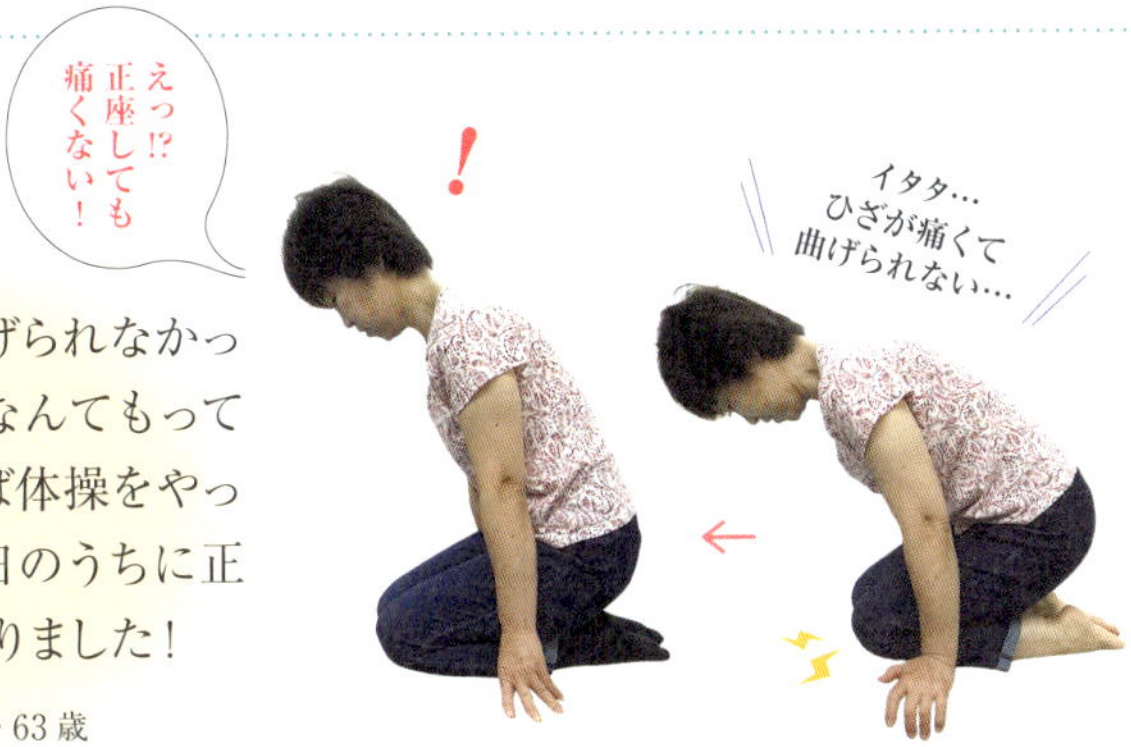
えっ!? 正座しても痛くない！
!
イタタ…ひざが痛くて曲げられない…

ひざが痛くて、曲げられなかったんです。正座なんてもってのほか。ゆびのば体操をやってみたら、その日のうちに正座できるようになりました！

小久保美樹《こくぼみき》さん（仮名）・63歳

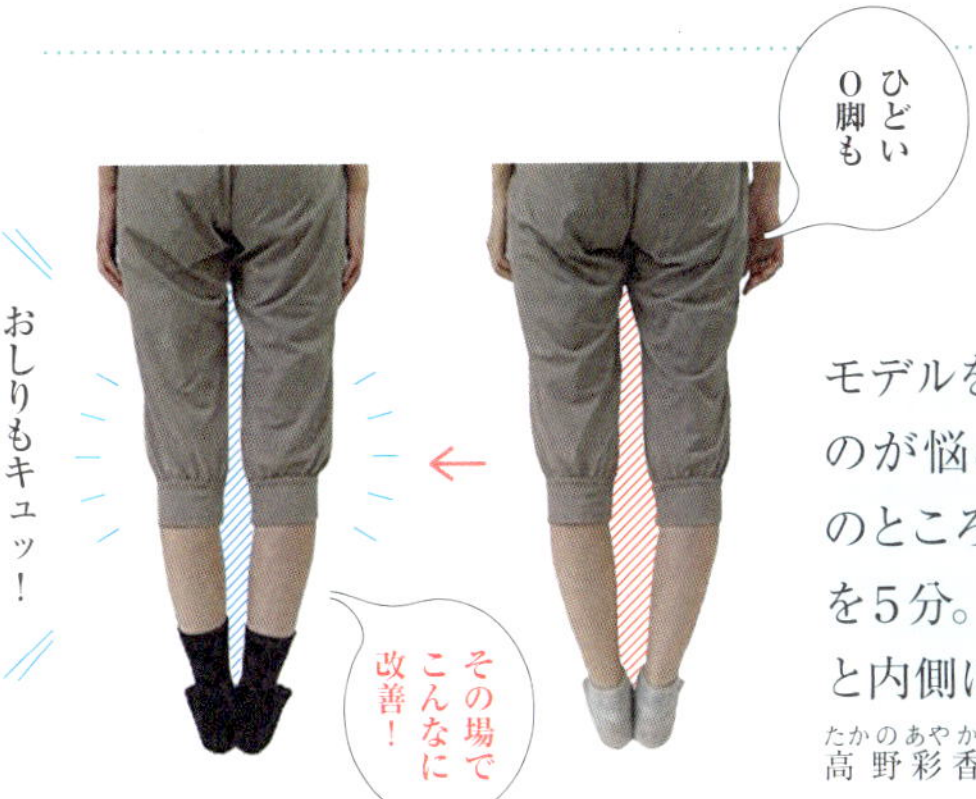
ひどいO脚も
おしりもキュッ！
その場でこんなに改善！

モデルをやっているのに、O脚なのが悩みでした……。今井先生のところで簡単な足指ストレッチを5分。それだけで両脚がぐーんと内側に寄ったんです！

高野彩香《たかのあやか》さん（仮名）・26歳

なぜ、足指を伸ばすと体中が元気になるのか？

足指が伸びると、まっすぐに立てるからです。

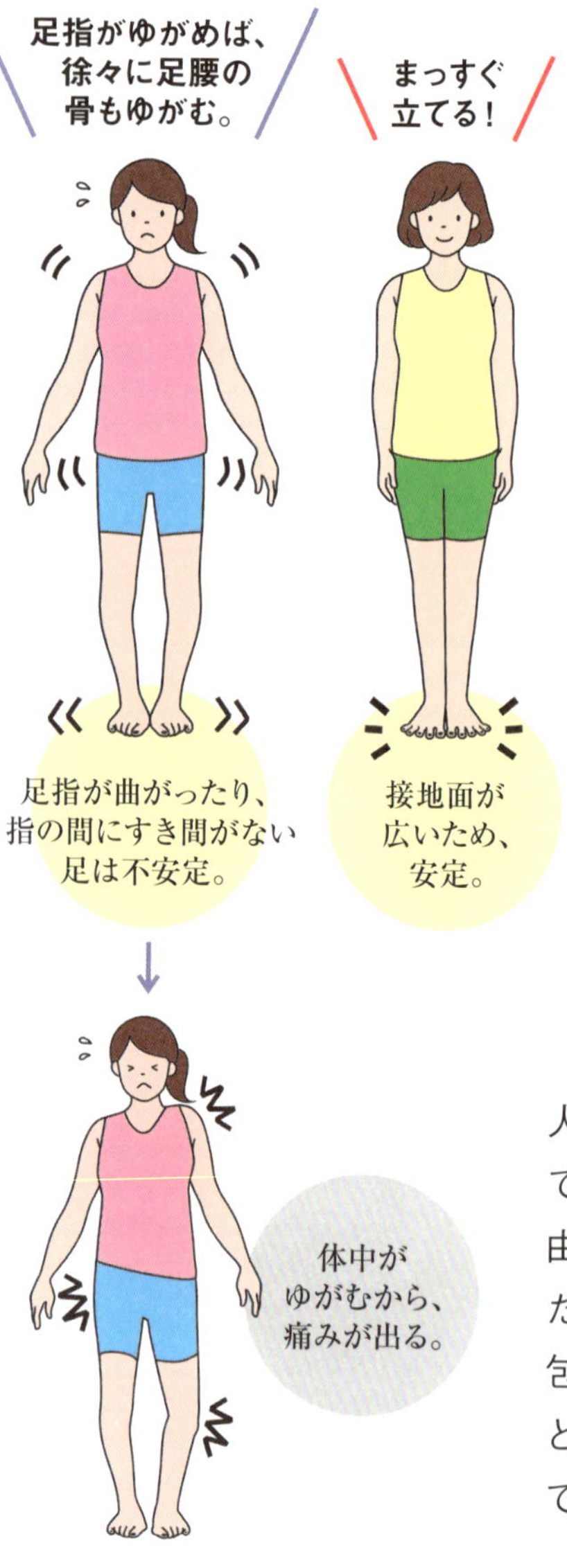

足指がゆがめば、徐々に足腰の骨もゆがむ。
まっすぐ立てる！
足指が曲がったり、指の間にすき間がない足は不安定。
接地面が広いため、安定。
体中がゆがむから、痛みが出る。

人はもともと“裸足《はだし》”の生活でした。そのときは足指も自由で、パッと広がっていました。靴や靴下で何重にも足を包み、窮屈な思いをさせることで、だんだん足指はゆがんでいったのです。

ゆがみがなく、まっすぐに立てれば、体に痛みは出ません。

← あなたの足指は、伸びている？ ゆがんでいる？ ちょっと見てみましょう。

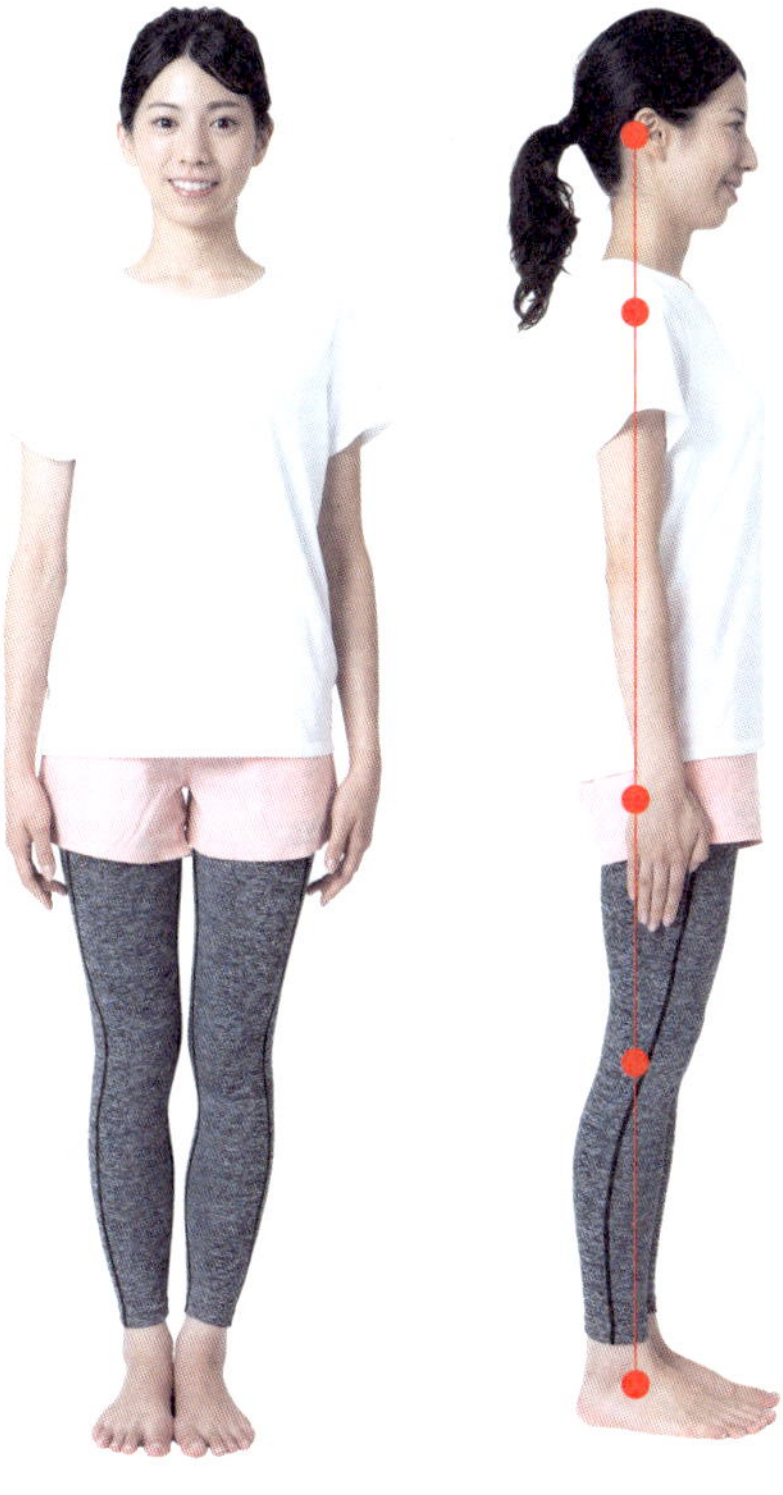

体がゆがむから、あちこちに痛みが出るのです。足指が伸びれば、まっすぐに立つことができ、「握力」「ジャンプ力」「柔軟性」「背筋力」など、体が本来持つさまざまな力を取り戻すことができます。

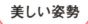

チェック！

あなたの「足指」はゆがんでいませんか？

ちょっと裸足になって、足の指を見てください。どんな形になっていますか？

理想的

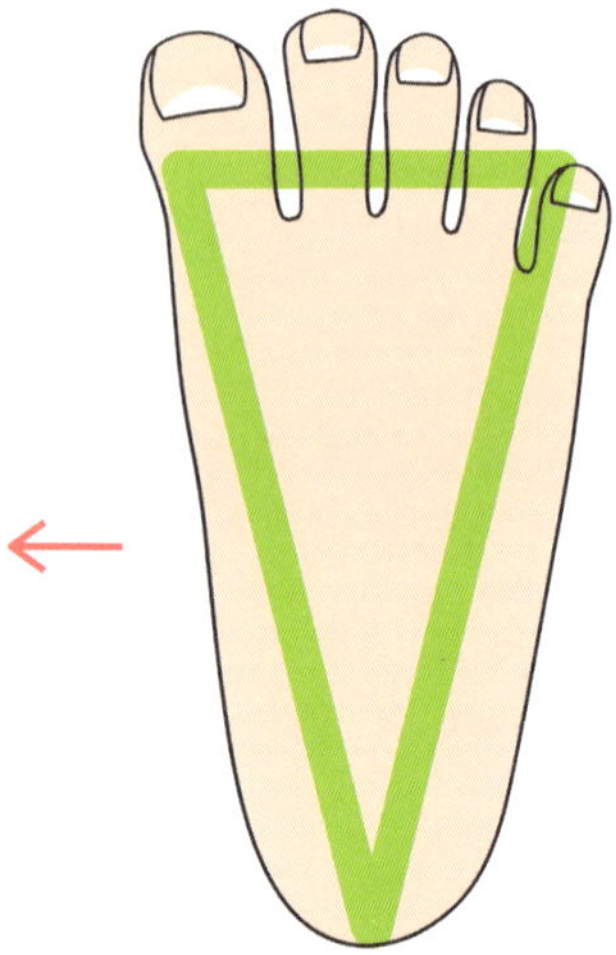

小指も親指も
パッと開いた

“末広がり型”

これが理想の「末広がり型の足」。足が本来持つ力を十分に使えます。生まれたての赤ちゃんはこんな足です。

危険状態

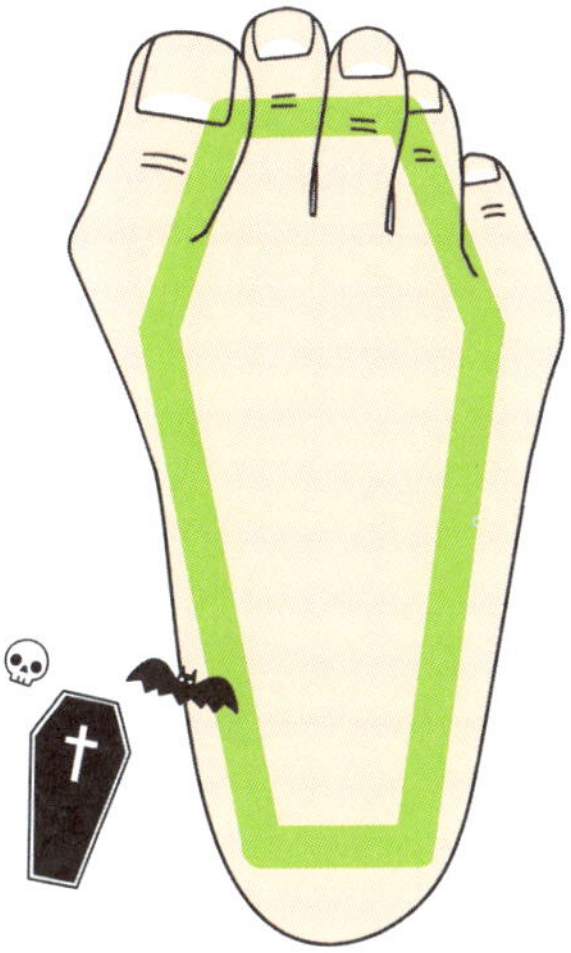

小指も親指も
内側に寄っている

“棺桶型”

小指も親指も内側に寄っていたら、危険！ これはいずれ歩けなくなる可能性の高い「棺桶型の足」です。

黄色信号

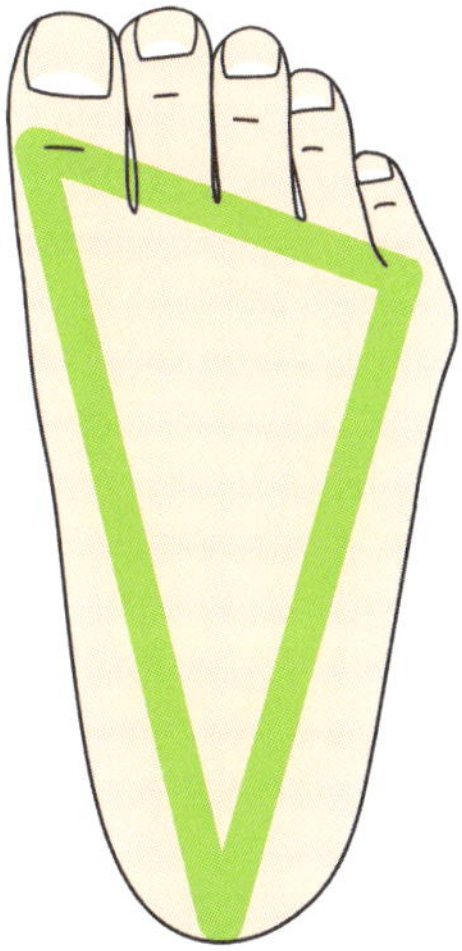

小指が内側に
寄っている

“三角型”

小指が曲がっていたり、寝ていたり、小さな爪になっていたりしていませんか？ こうなっていたら、イエローカード。ゆがみが進んでいる「三角型の足」です。

たとえ危険状態だったとしても、大丈夫。
誰でも簡単にできる「ゆびのば体操」で、足指は元どおりになります。

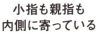

「ゆびのば体操」をやってみよう

1日3分でOKの足指ストレッチ「ゆびのば体操」はこんなに簡単！

STEP 1

座って片足を太ももの上に乗せる。

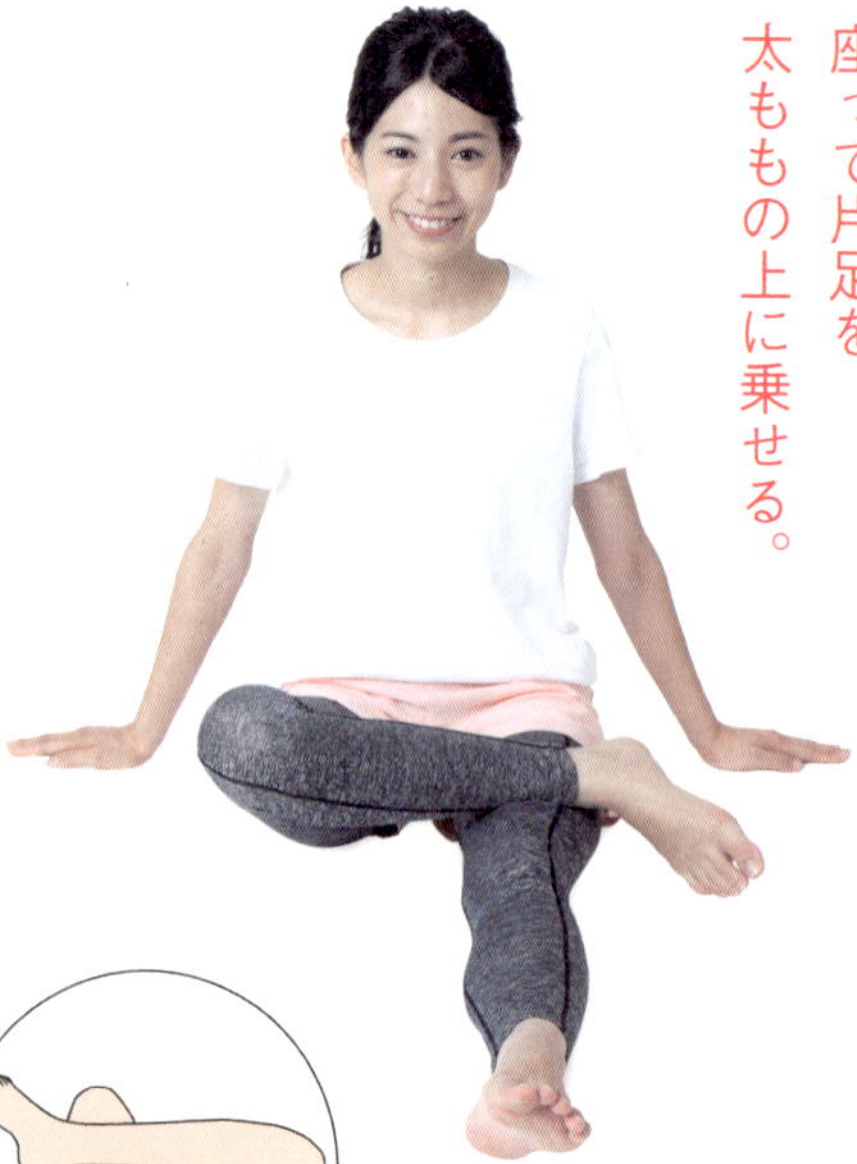

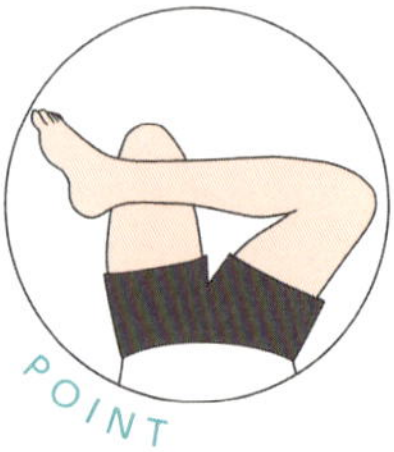

太ももの上にしっかり乗せよう。

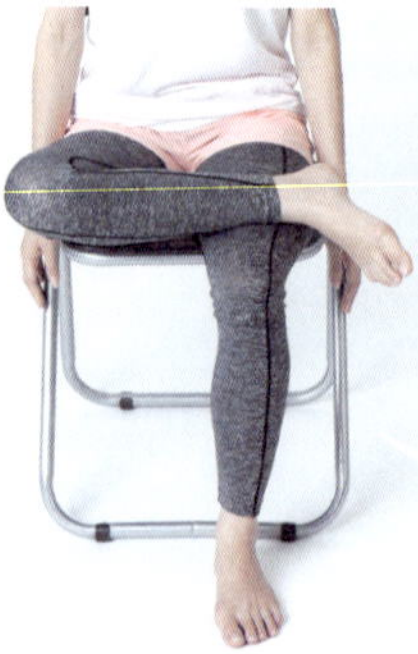

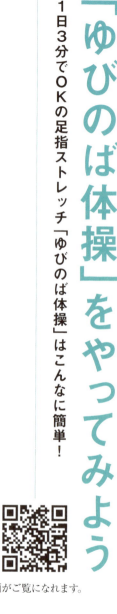

イスに座ってもOK！

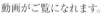

動画がご覧になれます。

STEP2

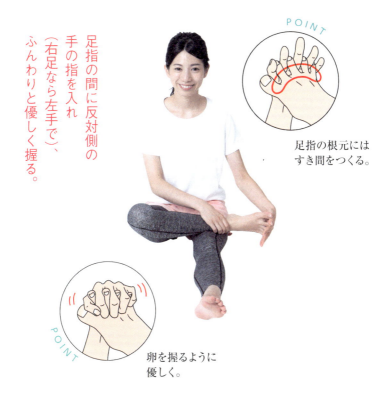

足指の間に反対側の
手の指を入れ
（右足なら左手で）、
ふんわりと優しく握る。

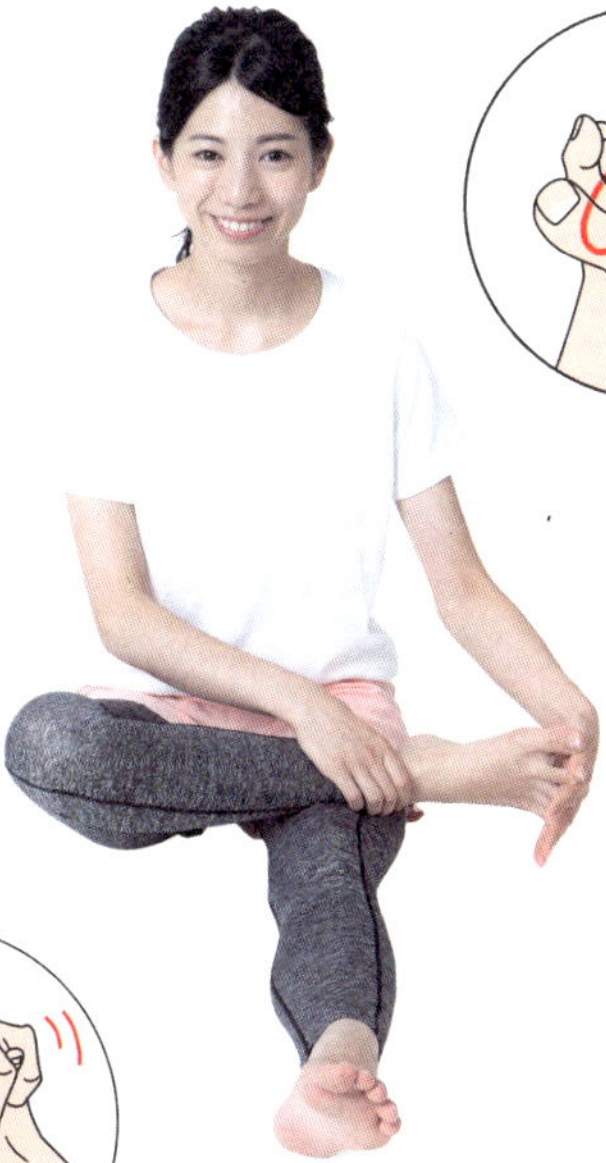

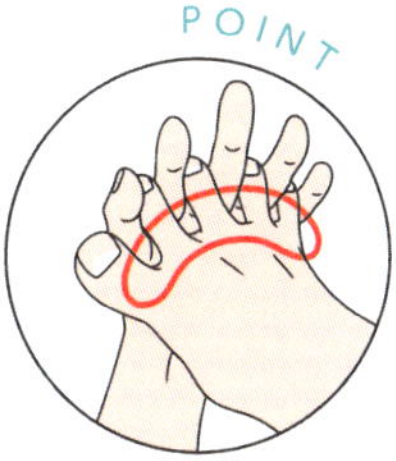

足指の根元には
すき間をつくる。

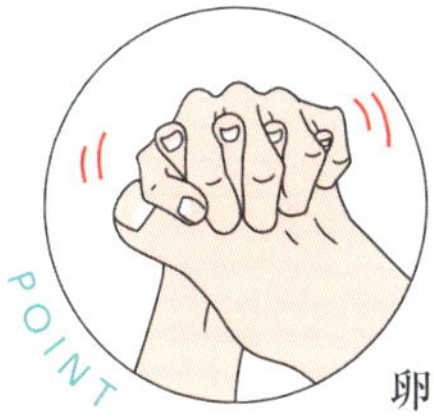

卵を握るように
優しく。

これはダメ！

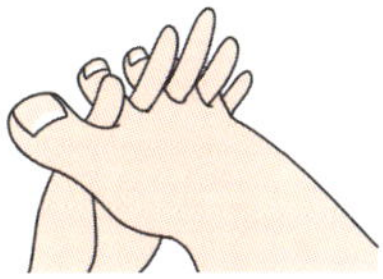

手の指を足指の根元まで
差し込まない！

これはダメ！

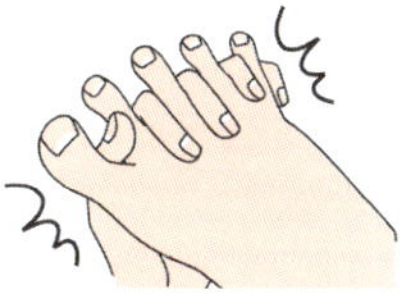

根元まで手の指を入れて
ギュッと握らない！

STEP 3

足の裏側を優しく伸ばし、5秒キープ。

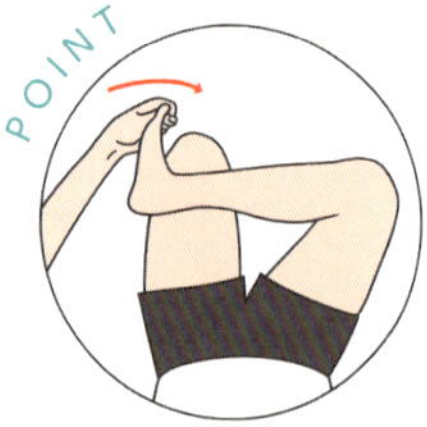

ゆっくり、
ぐーっと伸ばす。
足指は 30 度ほど
曲げれば十分。

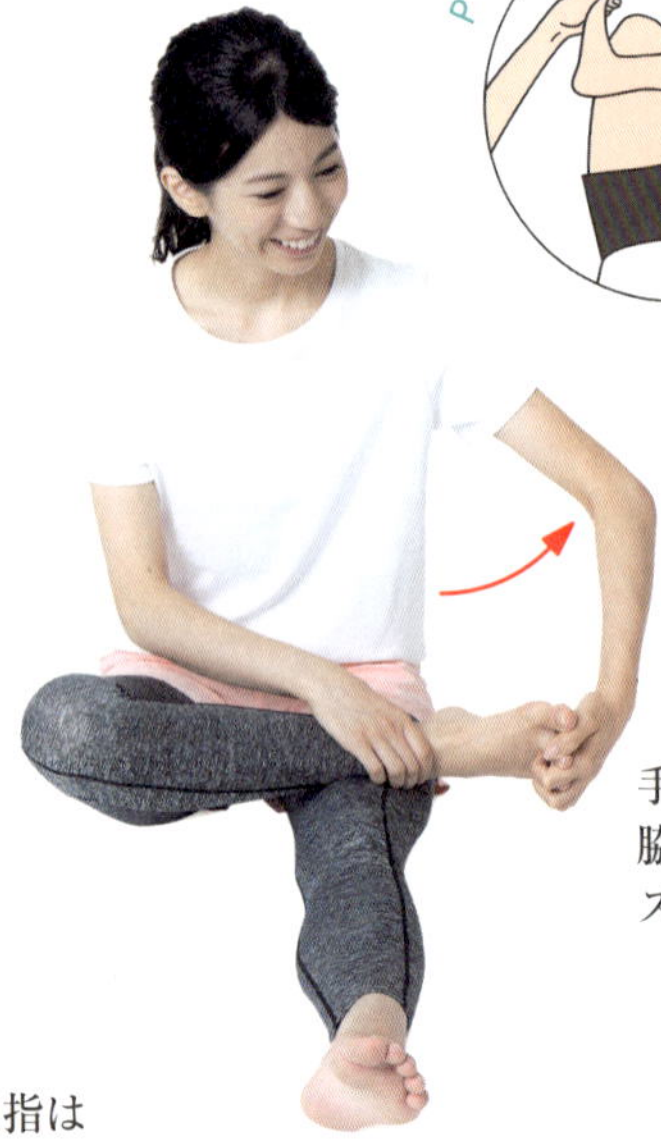

手首は動かさず、
脇を開く感覚で
ストレッチ。

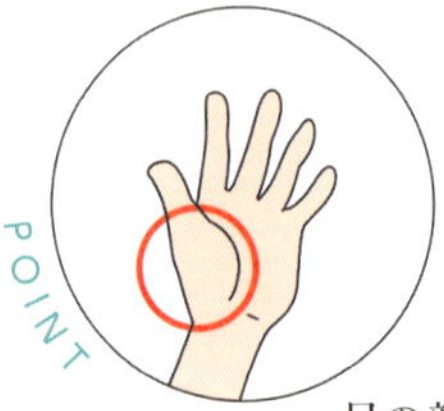

足の親指は
手の母《ぼ》指《し》球《きゅう》で押す。

これはダメ！

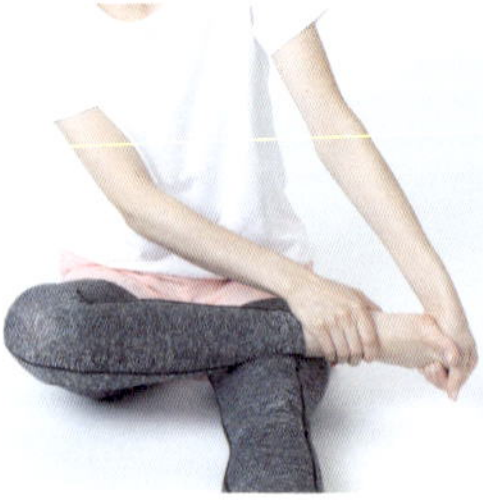

ねじったり強く曲げない！

これはダメ！

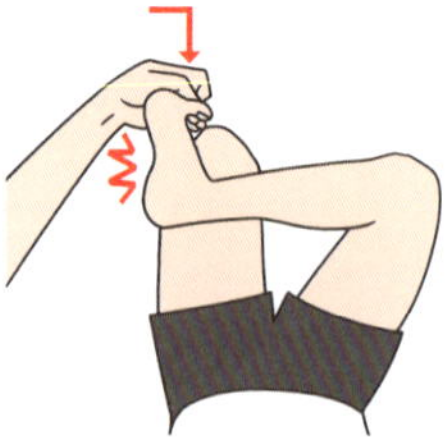

強い力で 90 度以上曲げない！
（筋肉が緊張してこわばり、逆効果に！）

STEP 4

足の甲側を
優しく伸ばし、
5秒キープ。

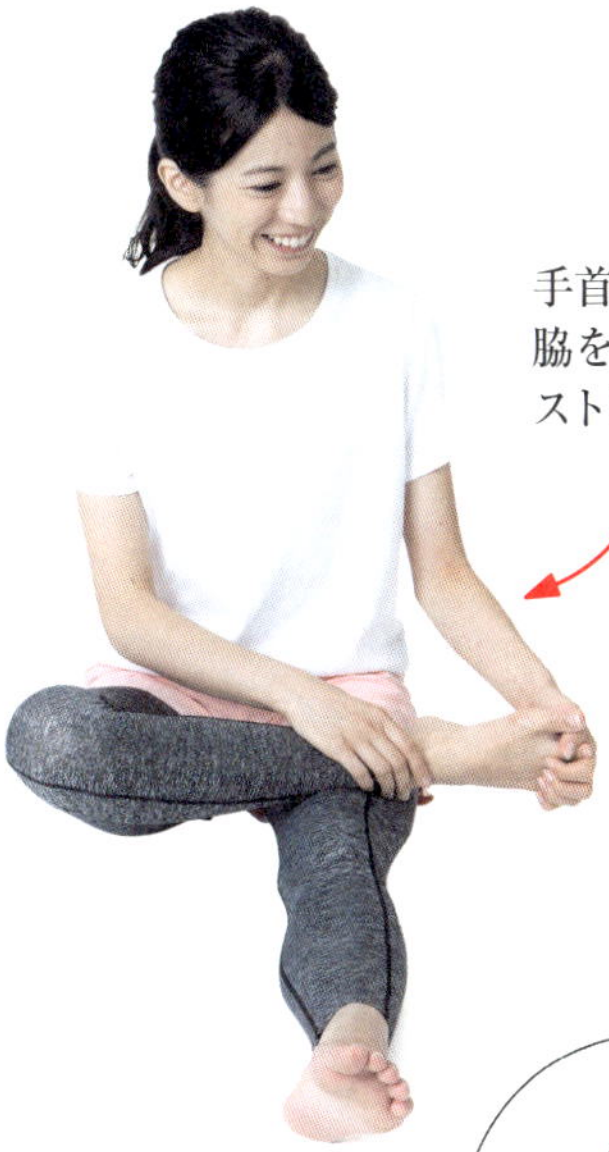

手首は動かさず、
脇を閉じる感覚で
ストレッチ。

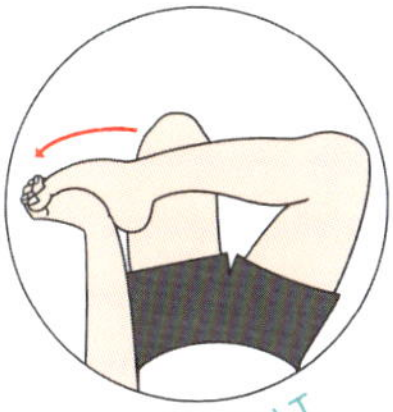

ゆっくり、
ぐーっと伸ばす。

POINT

STEP3 と STEP4 を交互に行い、
逆の足も行う。両足で 3 分（15 ～ 20 往復）ほど。

やってみました！

「ゆびのば体操」10秒で驚きの効果!!

足指を10秒伸ばしただけで、体がどのくらい変わるのか試してもらいました。

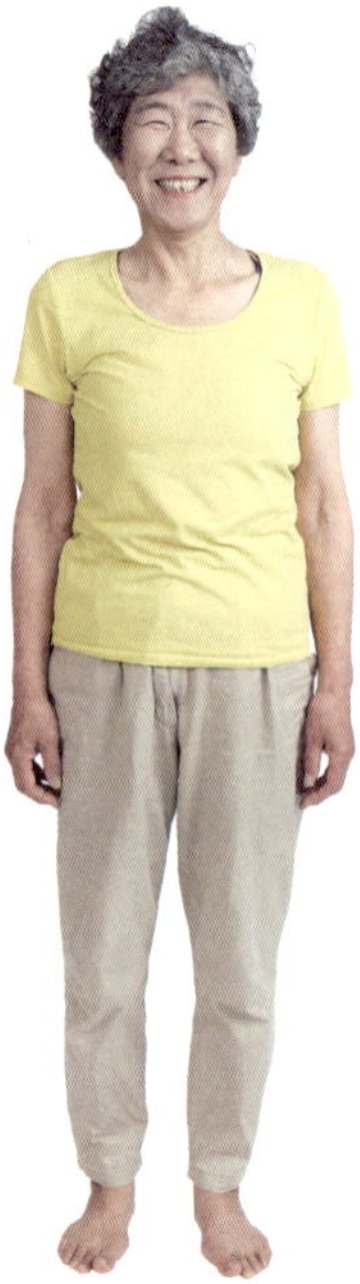

「ゆびのば体操」体験者の声 その1

石母田克美《いしもだかつみ》さん（71歳）のお悩み

▼外反母趾《がいはんぼし》

▼座骨神経痛《ざこつしんけいつう》

▼美容院でシャンプーのあと、腰が痛くて起き上がれなかった

足指を10秒伸ばしたら…

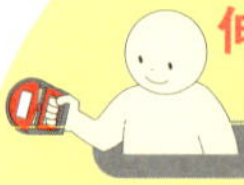

握力

左右あわせて**3**kgアップ！

体前屈

1cm
やわらかくなった！

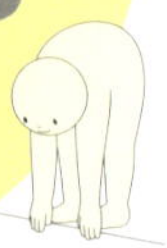

足指が伸びたから……

背筋がシャキッと伸びて、重いものもラクラク持てる！

背筋伸びてるから、楽々でしょ？

ひどい腰痛持ちなのに、ウソみたい！

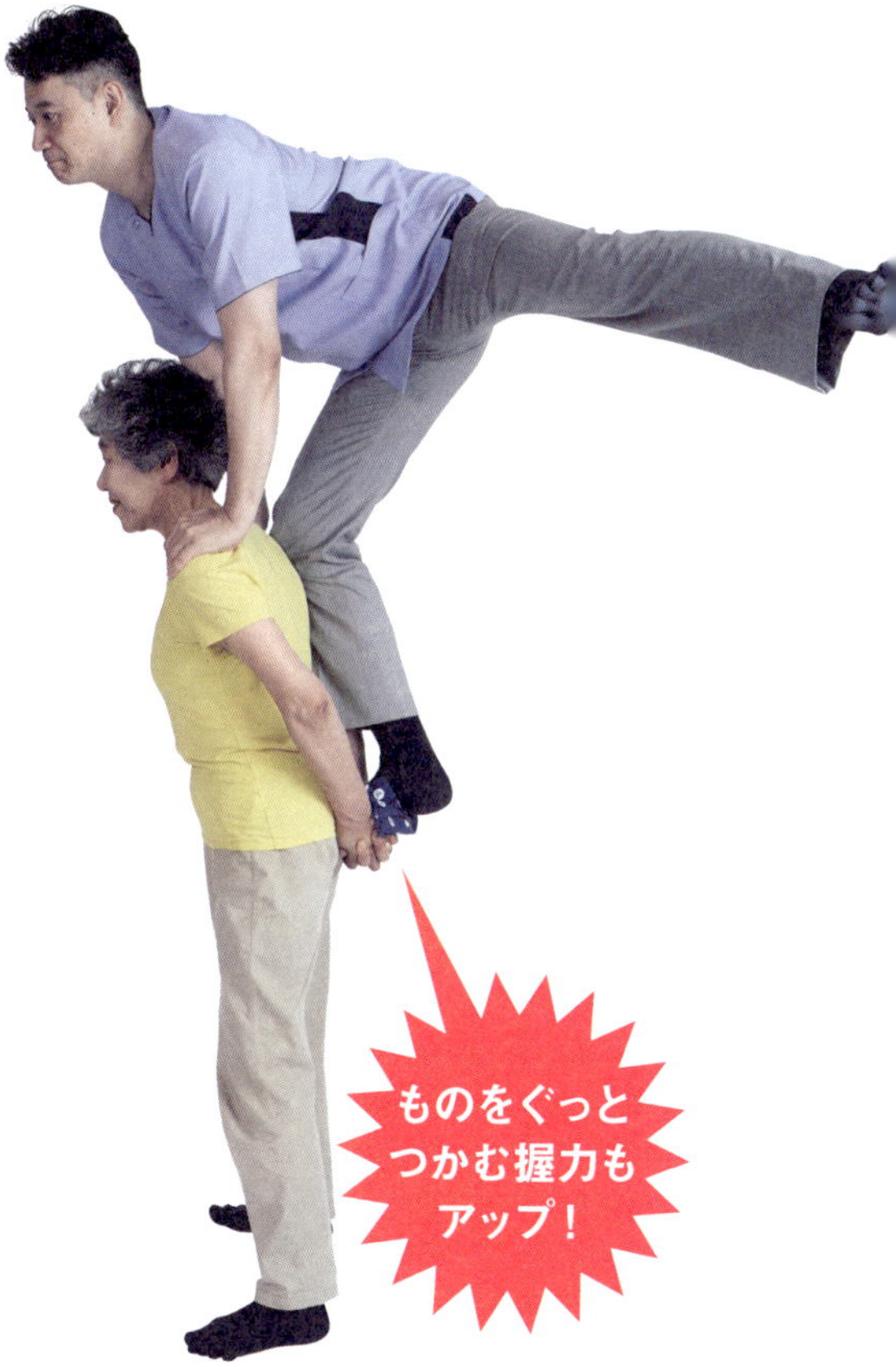

「ゆびのば体操」続けています

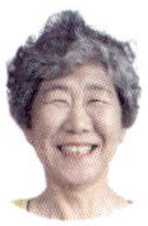

今では足も腰も、痛みなし！
元気に動けるのがうれしくて、週に1、2回、
筋トレとジャズダンスを2時間、続けています。

「ゆびのば体操」体験者の声 その2

小野里《おのざと》きぬさん（79歳）のお悩み

- 3年前に駅の階段で転んで、数日歩けなくなった
- 歩くとひざが痛い
- ひざの裏が突っぱる感じ

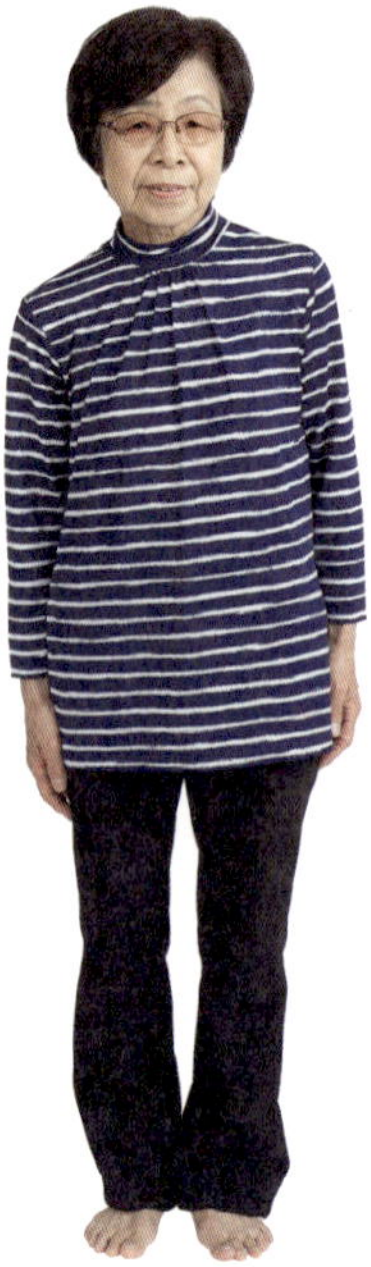

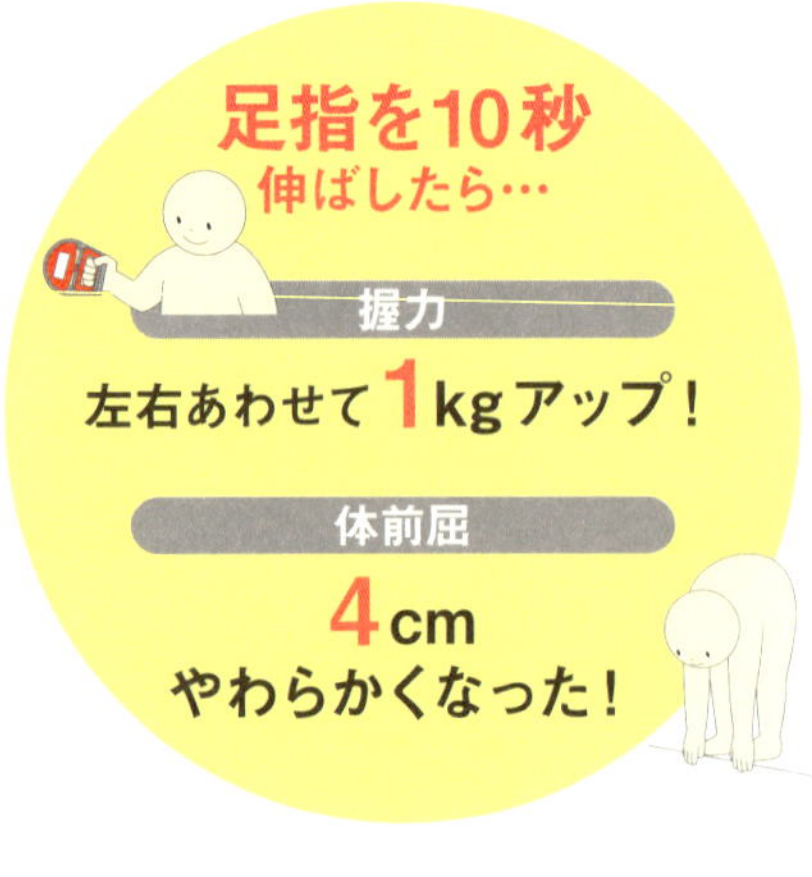
足指を10秒
伸ばしたら…
握力
左右あわせて1kgアップ！
体前屈
4cm
やわらかくなった！

足指が伸びたから……

足腰が若返り、体本来の力がよみがえる!!

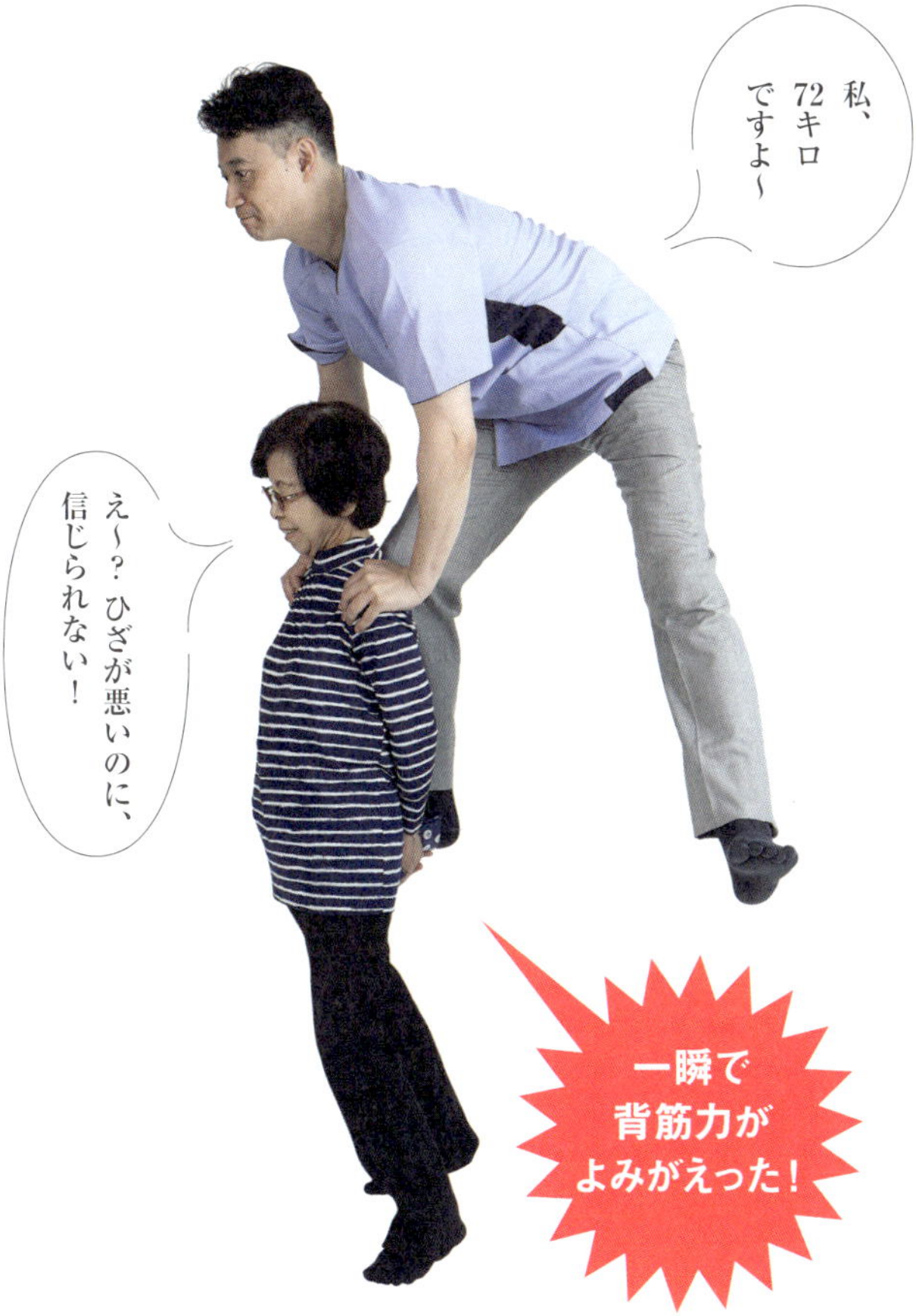
私、72キロですよ～
え～? ひざが悪いのに、信じられない!
一瞬で背筋力がよみがえった!

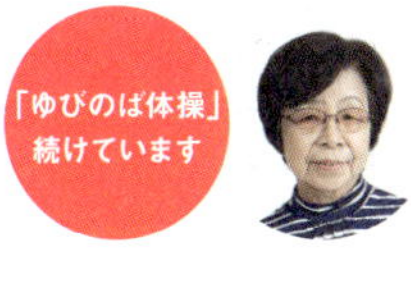
「ゆびのば体操」続けています

ひざの痛みがなくなり、歩くのがラクに。
今でも仕事を続けています!
自宅から駅まで10分歩いて電車通勤。
友だちから「歩くのが速いね」と言われます。

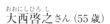

さらに

「ゆびのば体操」で効果を実感！

「ゆびのば体操」10秒で、どんな能力がアップするのか、実験をしてもらいました。

村越大将《むらこしひろまさ》さん（38歳）

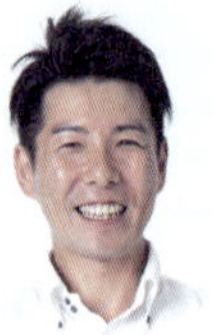

▶営業部で日々重い荷物を運ぶため、ひざに痛みがある。趣味のサッカーも、痛みのため全力でプレイができず困っている。

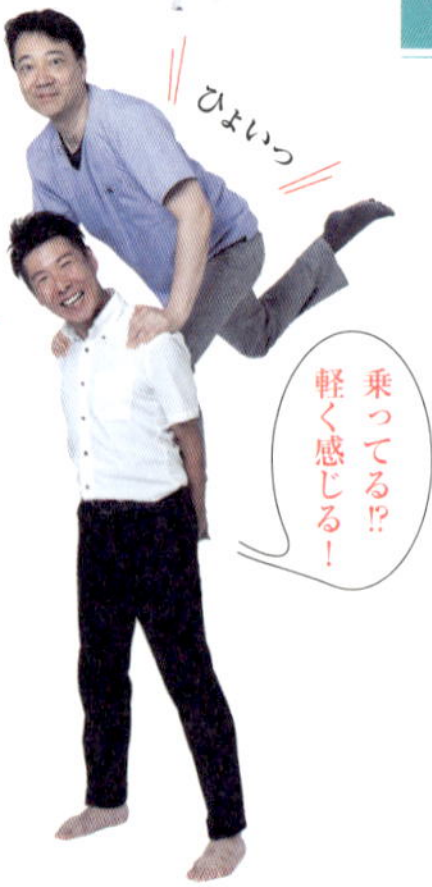
ひょいっ
乗ってる!?
軽く感じる！

「ゆびのば体操」で……
背筋力アップ!!

感想

「ゆびのば体操」しただけで、体のグラつきがなくなりました。今井先生を背負っても「え？今乗ってるの？」なんて思ったくらい。驚きです！

大西啓之《おおにしひろし》さん（55歳）

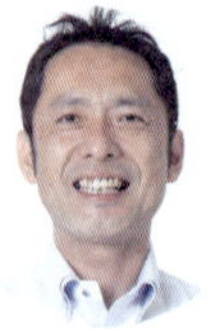

▶1日中パソコンを見ているため、首や肩が石のようにガチガチ。市販の枕では痛くて眠れない。

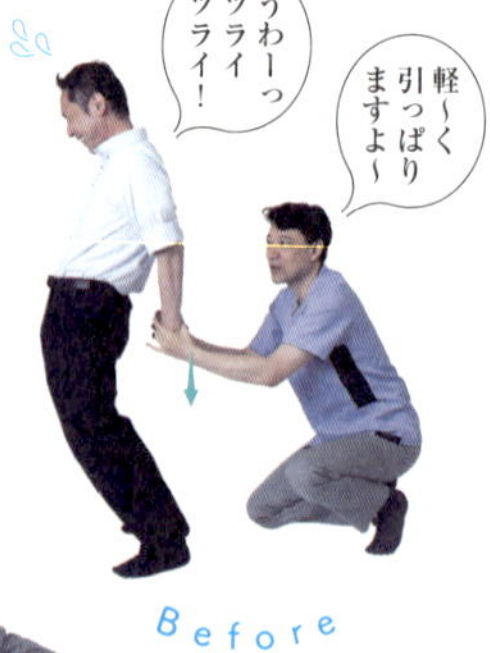

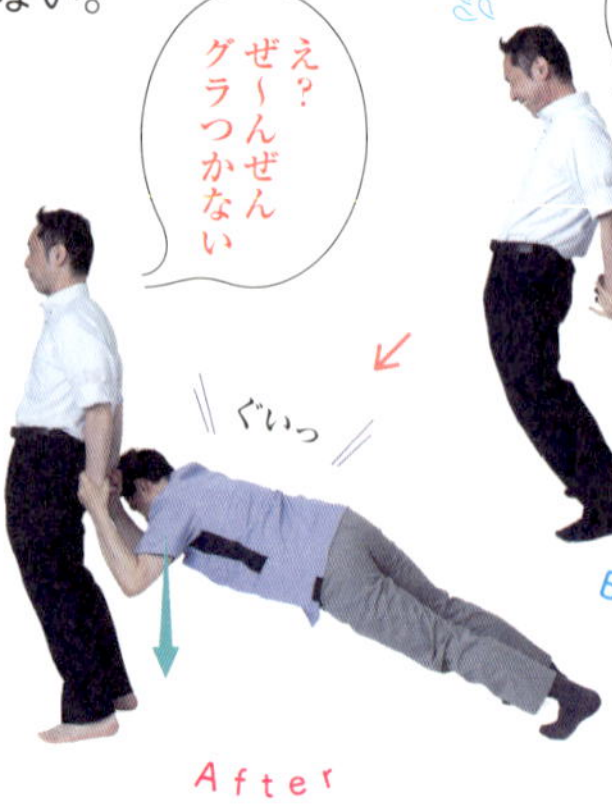
え？
ぜ～んぜん
グラつかない
ぐいっ
After

「ゆびのば体操」で……
体幹が安定！

感想

「ゆびのば体操」後は、いくら引っぱられても体が安定していて、まったく重さを感じませんでした！

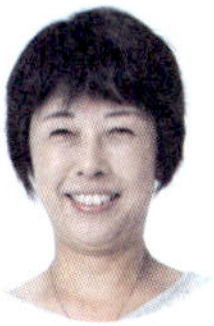

能登恵子《のとけいこ》さん（51歳）

▶長年デスクワークをしているため、慢性的な腰痛に悩まされている。むくみもツライ。

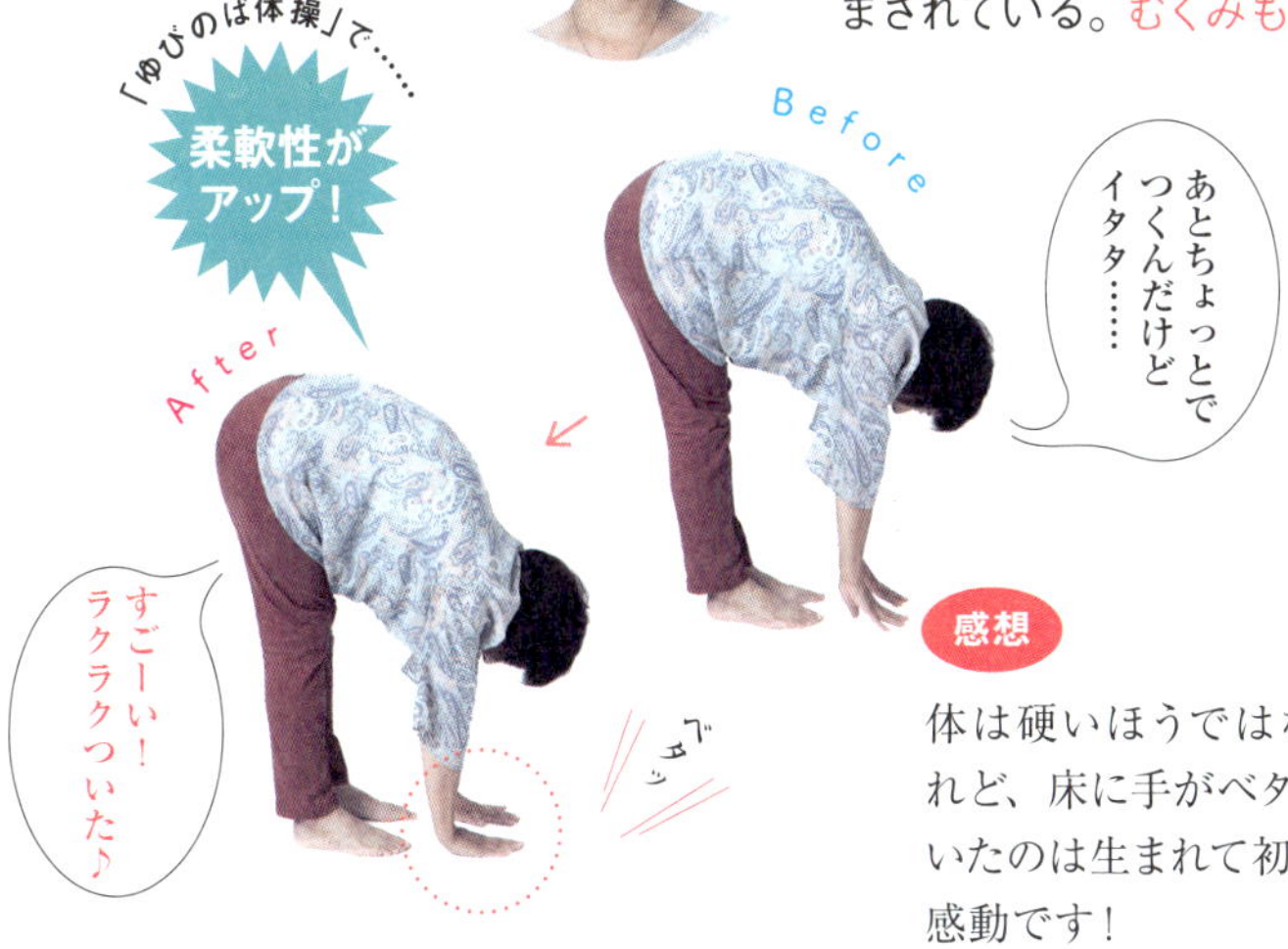

感想

体は硬いほうではないけれど、床に手がベタッとついたのは生まれて初めて！感動です！

三瓶真実《さんぺいまみ》さん（35歳）

▶足の裏のウオノメの痛みをこらえて歩く営業部員。腰痛や足のしびれのため、毎月カイロプラクティックに通っている。

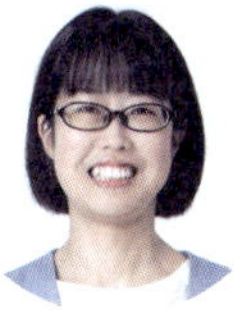

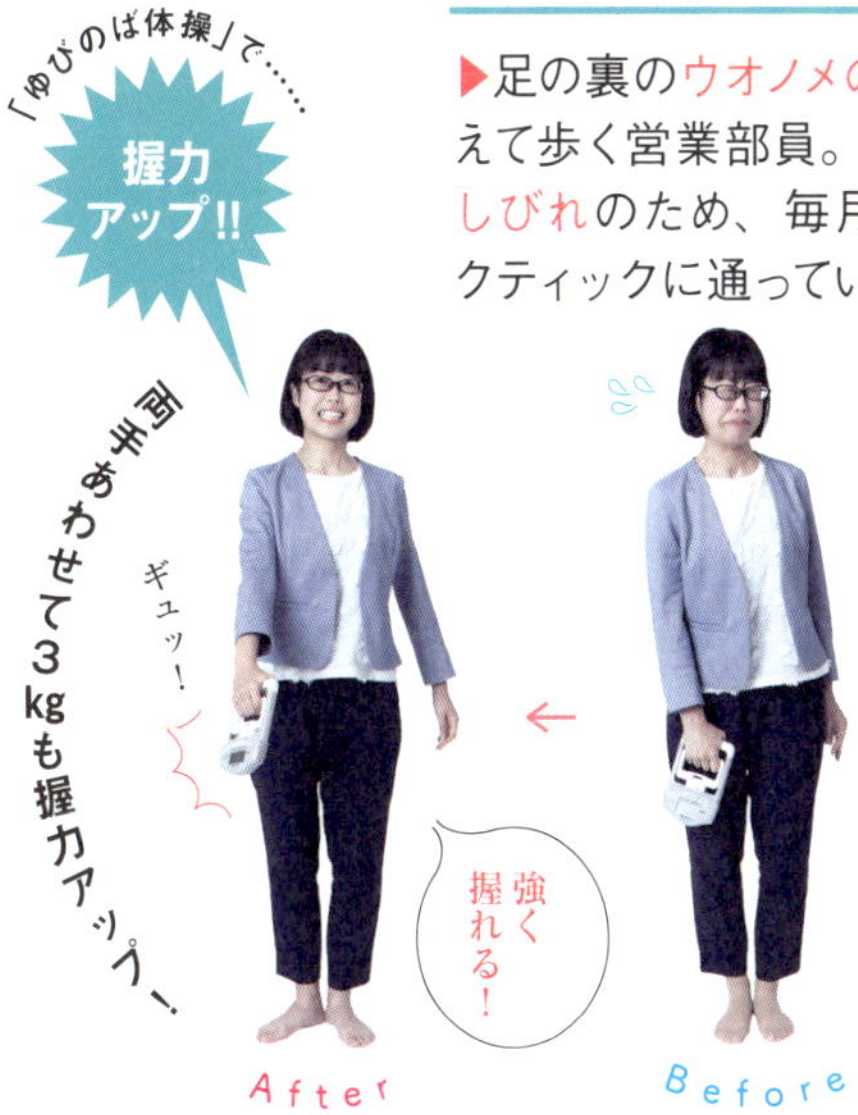

感想

握力が弱くて、ものを持つのが大変でしたが、これなら重い荷物もラクに持てちゃいそうです！

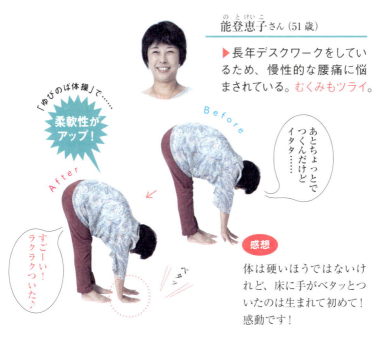

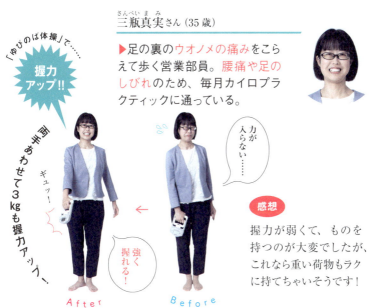

「ゆびのば体操」で全身の不調が改善！

片頭痛

顎関節症
噛み合わせ
ストレートネック

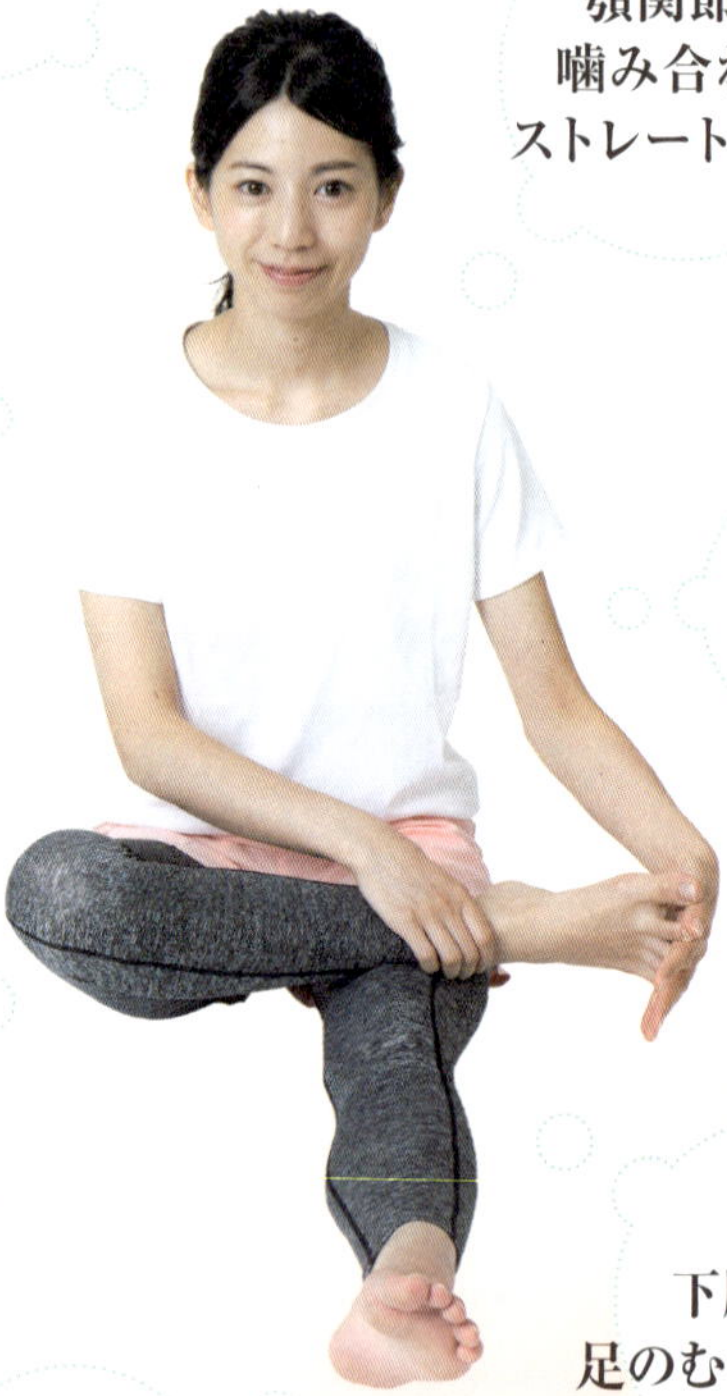

肩こり
ねこ背

冷え性
不眠

腰痛
（ヘルニア、脊柱管狭窄症）
ひざの痛み

O脚
下肢静脈瘤
足のむくみ、しびれ

外反母趾
内反小趾

はじめに

内科医の私が、「足の指」を診ている理由

体に痛みを感じて、「最初に」私のクリニックに来る方はほとんどいません。
え？　体の痛みをとる本の著者がなぜ？　と驚かれるでしょう。

はじめまして。
私は福岡で内科医をしている今井一彰と申します。

クリニックには、日々、体のゆがみ、痛みがかなり進行した患者さんばかりが来院されます。深刻な状態の方も少なくありません。
そういう患者さんが多いのは、痛みが弱いときに他の病院に行き、改善が見られず「医師もお手上げ」状態になってから私のところへやってくるためです。

「有名な整形外科に行ったのに、まったくよくならないんです」

「毎回、病院で注射をされるだけ……。この痛み、いつ治るんですか？」

「他の病院で大きな手術を勧められたけど、不安で……」

そんな訴えをされる患者さんばかり。

いつしか、私のクリニックは、「痛みの駆け込み寺」の役割を担うようになっていました。

そもそも、内科医の私が、足腰のことを診るようになったのには、理由があります。

クリニックで診察をしていると、「足が悪くて、歩けないんですよ」「腰が痛くて、旅行をあきらめました」など、足腰の悩みを話される患者さんがたくさんいました。

私は話を聞くたびに、

「移動する自由が制限されるのは、精神的にもつらいだろうな……」

と感じていました。

私自身、19歳のときに部活でひざの内側側副靱帯《ないそくそくふくじんたい》を壊し、関節内視鏡手術をして、ひと月動けなかったことがあるのです。

若かったので、痛くても筋トレやリハビリをがんばれましたが、高齢だったらどうなっていたかわかりません。

そんな患者さんの「足」について悩んでいたときのこと。知り合いの保育士から「子どもたちの足に異変が起きているんです！」と、数百もの「子どもの足型」が持ちこまれました。

それは、足が変形してしまった子どもたちは、よく転ぶうえに、飛んだり走ったりがうまくできないので、なんとかしてあげたい……という相談でした。

内科医の私にとっては、「難題」です。

うまく飛べない、走れない子どもたち。

足腰の悩みを打ちあける大人たち。

体の弱ったお年寄りでも、小さな子どもでも、誰もが簡単にできて、元気な足を取り戻す方法はないだろうか。

なんとかしなければ！　という強い思いに突き動かされ、保育園の方々と試行錯誤を重ねながら開発したのが、「ゆびのば体操」です。

足指を広げて伸ばすだけのストレッチなので、老若男女、どんな方でも簡単にできます。

冒頭の写真にもあったように、か弱い女性が72キロの私を背負うことができたのは、「一瞬」で体が変わったためです。

ただし、人間の体はすぐに元の状態に戻ろうとするので、毎日のちょっとした心がけで、「よい状態」をキープしていただきたいと思います。

現在までに、1万人ほどの方を診てきましたが、体が変わらなかった方は1人もいませんでした。

ヘルニアで手術が必要と言われた方も、杖がなければ歩けなかった方も、痛みが強くてたった10メートルも自力で歩けなかった方も、クリニックを出るときには、みなさん自分の足で元気よく帰っていかれます。

人間の体は本来、まっすぐ立てるようにできています。

足腰が痛いなら、元の状態に戻してあげればよいだけ。

いい状態にも、悪い状態にも、体を変えるのは本当に簡単です。

毎日の「ゆびのば体操」で理想の状態を保ち、1人でも多くの方が、一生元気に歩けることを望んでやみません。

今井　一彰

もくじ

1章 足指が伸びているかチェックしてみよう！

2章 なぜ、足指がゆがむと歩けなくなるの？

3章 足指がどんどん伸びる！「ゆびのば体操」

4章
肩も腰もひざも！「ゆびのば体操」で全身が健康になる!!

5章 もっと足指が伸びる！「ゆびのばウォーク」

6章

教えて！ 足やウォーキングに関するQ&A

実践編

今日から伸ばす！「ゆびのば」プログラム

STAFF

本文デザイン——鈴木大輔・仲條世菜（ソウルデザイン）
本文イラスト——伊藤カヅヒロ
本文図版——石山沙蘭
本文組版——野中賢（システムタンク）
モデル——伊藤聖夏
ヘアメイク——佐藤亜里沙（GiGGLE）
写真——吉成大輔
編集協力——大西美貴
校正——加藤義廣（小柳商店）

1章

足指が伸びているかチェックしてみよう！

小指の爪、足指の動き……足指の変形にはサインが出ている

足指の重要性を冒頭で簡単にお伝えしましたが、足指のゆがみは「爪」からも見えてきます。

小指の爪が小さい、潰れているという女性は少なくありません。

これは生まれつきではなく、靴やストッキングで足指が圧迫されて血流が悪くなり、爪に栄養が回らないためです。

その証拠に小指の伸びた末広がりの足になってくると、爪が再生してきます。白くにごって分厚くなっていた爪も、ピンク色の薄い爪になってきます。

爪水虫も、足指を伸ばすだけで改善した例もあります。

むりやり同じ姿勢を保ち続けたあとの動作がぎこちなくなるように、1日靴の中に閉じ込められていた足指は、うまく動かせません。

しゃがんだり、つま先立ちをしたりすることができない子どもが増えているのも、足指の機能が落ちてしまっているのが原因と考えられます。

あなたの足指はしっかり広がりますか？　第三関節まで曲げられますか？

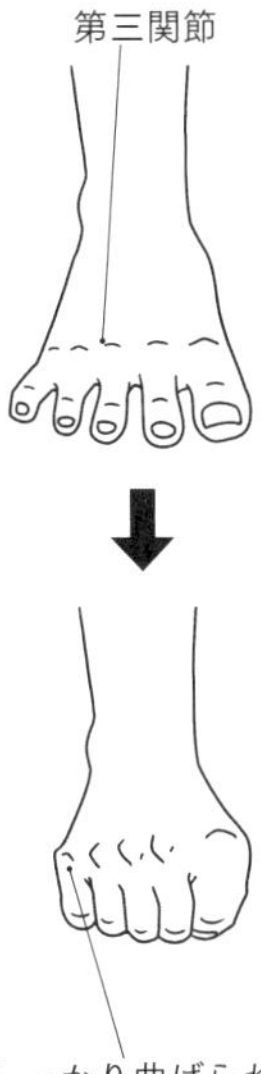

しっかり曲げられると、小指の付け根まで、第三関節が浮かんでくる。

親指が前後に動かせなかったり、グー、チョキ、パーができない、片足で立てないのも、足指の筋肉が衰えているからです。

このように、足指のゆがみがあると、体のさまざまな箇所に「足指のゆがみが進行していますよ」というサインが出てきます。

あなたも介護予備軍？ 今すぐ足元を見よう！

一生自分の足で歩くためには、筋力や体力は二の次。それよりも「しっかり歩ける足指」にすることが先決です。

あなたの足が冒頭で紹介した「棺桶型」になっていたら、たいへん危険です。

運動よりも筋トレよりもまず、足指を末広がりの形に戻しましょう。

まずは、次ページの「チェック表」を見てください。この点数で健康な足か、イエローカードの足か、「フレイル」の足かがわかります。

「フレイル」とは今注目の言葉で、老化にともなう虚弱状態を示し、介護の一歩手前の状態を指します。

歩けなくなれば当然介護が必要になりますから、その寸前で食い止めることが必要です。そのためにはまず「足指」の健康を見直しましょう。

Check!

あなたの足、“一生歩ける足”？

- □ 上から見て、すべての足の爪が見えない
- □ 小指が外側に向いて倒れている（小指の爪が正面から見えない）
- □ 小指が薬指側に寄っている、薬指にくっついている
- □ 立ったとき、足指と地面の間に紙が入るすき間がある
- □ 親指が小指のほうに寄っている
- □ 親指の付け根の関節が出っ張っている、痛い、靴に当たる
- □ 土踏まずがない、浅い（扁平足）
- □ 足指はいつも深爪ぎみ（足の指が見える長さ）
- □ 足指に爪が食い込んでいる、巻き爪
- □ 小指の爪がとても小さい、潰れている
- □ 足指でグー、チョキ、パーができない
- □ 家ではスリッパを履いている
- □ 夏はビーチサンダルを愛用している
- □ 健康のためにゲタ、ぞうりをよく履く
- □ 靴下は５本指でなく筒状（足指が５本に分かれていない）
- □ 毎日、夜になると足がむくんでいる
- □ 冷えとりで靴下を重ね履きしている
- □ よく転ぶ、つまずく
- □ 歩くのが遅くなった気がする
- □ 歩くのが嫌い or あまり階段を使わない

7点以下の人は⇒ **A**
8点～14点の人は⇒ **B**
15点以上の人は⇒ **C**

Aの人…健康な足指です！　点数が増えないよう健康習慣をキープしましょう。

Bの人…黄色信号です！　足指を伸ばさないと、棺桶型へまっしぐら。

Cの人…フレイル（介護手前）足の状態です！　棺桶型で歩けなくなる可能性大!!

黄色信号の人は
こんな足指をしている！

さらに、この中に**ひとつでも当てはまる足指の状態があれば、いずれは「棺桶型」に進み、歩けない足になるかも……。**今日から対策していきましょう。

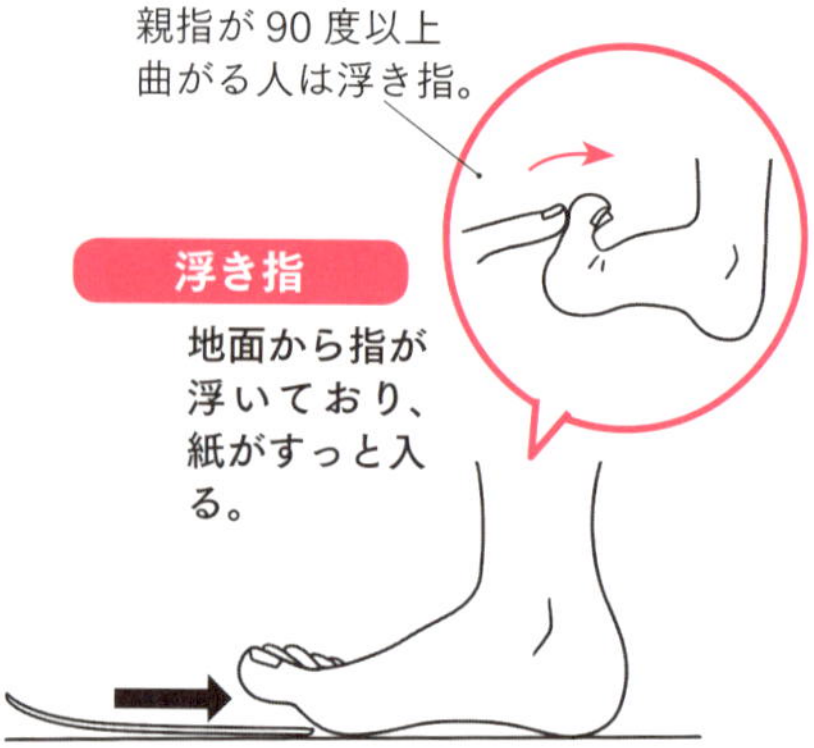
親指が90度以上
曲がる人は浮き指。
浮き指
地面から指が
浮いており、
紙がすっと入
る。

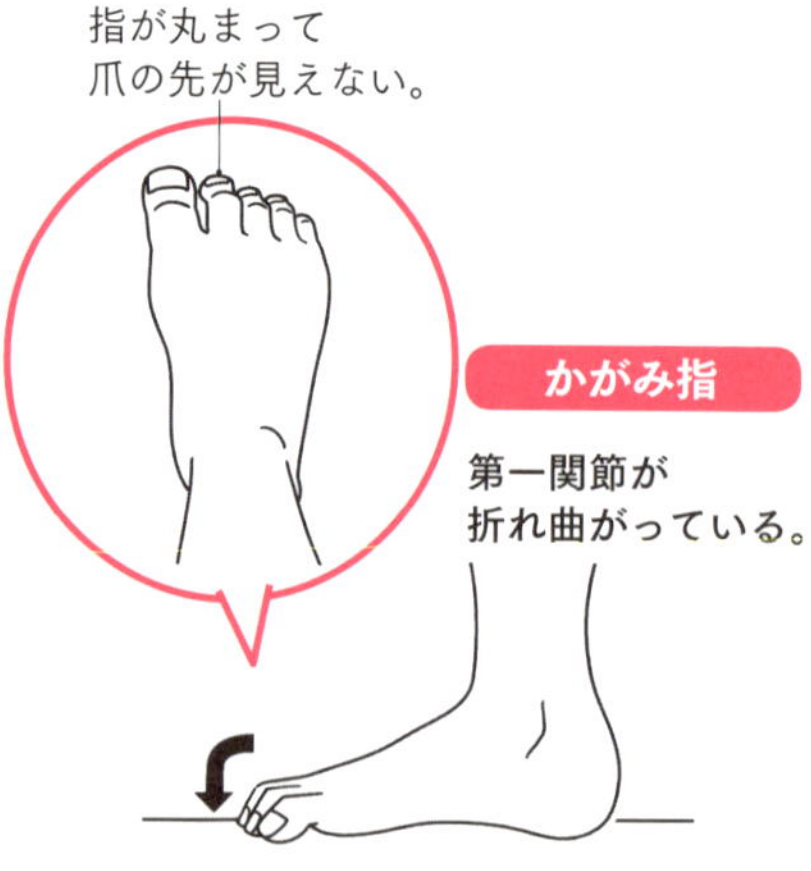
指が丸まって
爪の先が見えない。
かがみ指
第一関節が
折れ曲がっている。

外反母趾《がいはんぼし》・内反小趾《ないはんしょうし》

足の親指、小指が内側に寄っている「棺桶型」の足。

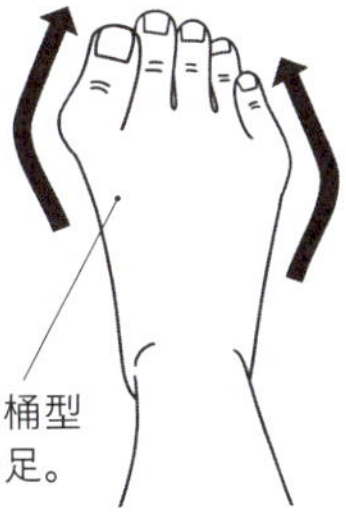

棺桶型
の足。

寝指《ねゆび》

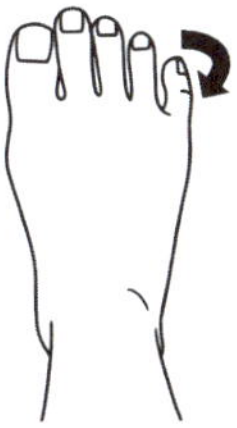

指が横に寝ており、爪が外側を向いている。小指に多い。

開帳足《かいちょうそく》

横のアーチがないため幅広でべったりしている。

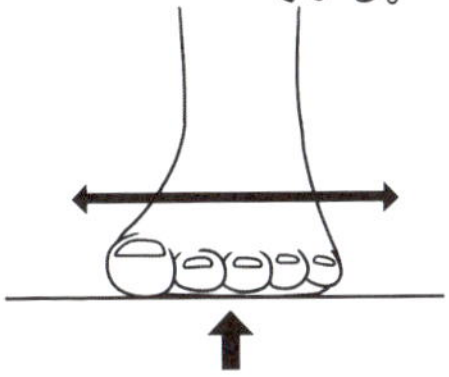

足裏の前側が
べったりと床につく。

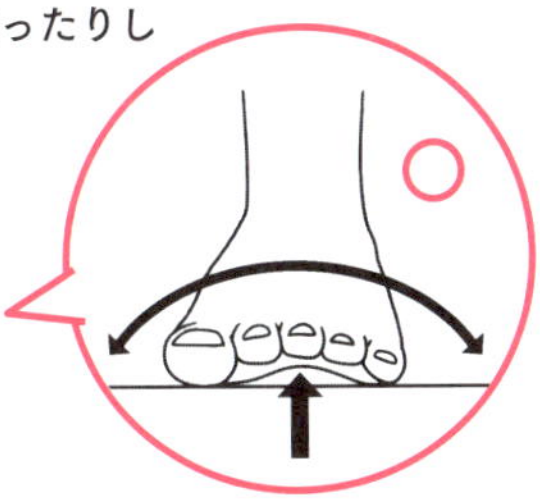

健康な足は
アーチがある。

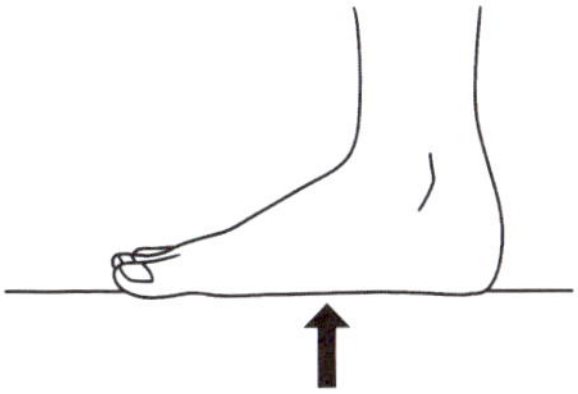

足裏の真ん中あたりが
べったりと床につく。

扁平足《へんぺいそく》

土踏まずがなく足裏がべったりと平ら。

あなたの靴のシワ、ゆがみのサインかも？

靴に入ったシワやかかとの減りからも、足の変形が始まっているかがわかります。左ページの図のように、**シワが斜めに入っていたら、危険サイン。**

普段履いている靴を見たときに、両足で「ハの字」にシワが入っていたら、内反小趾の可能性が大きく、O脚になりがち。外反母趾もこの形です。足をねんざしやすい人は、たいていが内反小趾でO脚です。

反対に、「Vの字」に入っていたら内股でX脚。

左右の靴を見て、シワがくっきりついている、かかとがたくさん減っているほうが傾きがひどく、その分、体に負担がかかっています。

極端な靴底の減りの偏りは、体がゆがんでいる証拠。歩くたびに、体全体に負担をかけているのです。

健康な足指の人の靴と脚

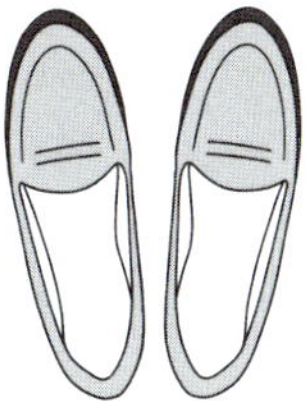

まっすぐに入った
シワ。

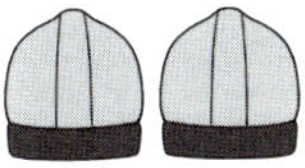

靴底の減りも
左右均等。

脚は
まっすぐ。

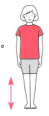

足指は伸びて
パッと開いている。

ガニ股でＯ脚の人の靴と脚

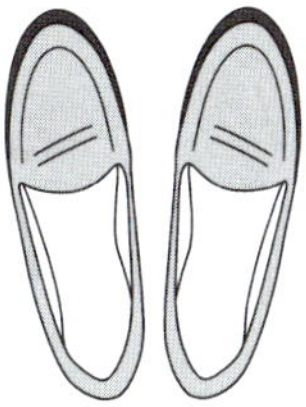

「ハの字」に入った
シワ。

靴は「ハの字」に
傾く。

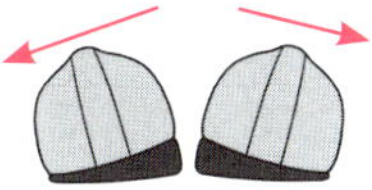

靴底は外側が
減っている。

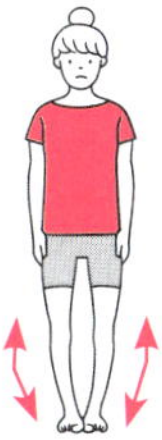

脚は外側に
曲がって
いる。

足指は内反小趾
か外反母趾。

内股でＸ脚の人の靴と脚

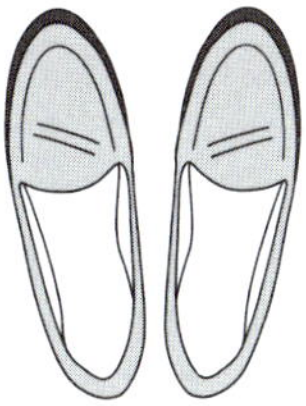

「Ｖの字」に入った
シワ。

靴は「Ｖの字」に
傾く。

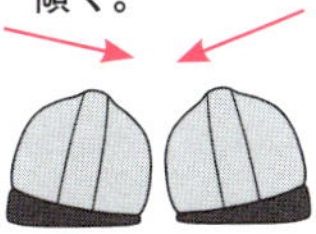

靴底は内側が
減っている。

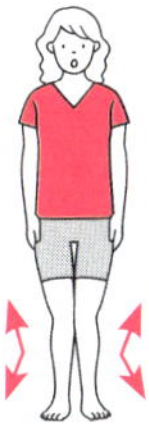

脚は内側に
曲がって
いる。

しっかり立てている？踏んばる力をチェック！

足指がしっかりと伸びていない人は、姿勢が悪いだけでなく、足元のバランスが悪く、すぐにふらついてしまいます。電車に乗っていて、手すりやつり革につかまらない状態で、ふらふらしてしまう人は要注意です。

足指がしっかり伸びて、小指が支えの役割を果たしているかは、冒頭20ページ（写真下）の実験でも紹介した「バランステスト」でわかります。

このテストは、２人１組でやってみましょう。

小指が元気で、足指が伸びていれば、いくつになっても、しっかり踏んばれます。

冒頭で紹介した方々も、足指が伸びたから、踏んばりの効くブレない体になり、70キロを超える私をラクラク背負えたのです。

バランステストをやってみよう！

後方に踏んばる力をチェック

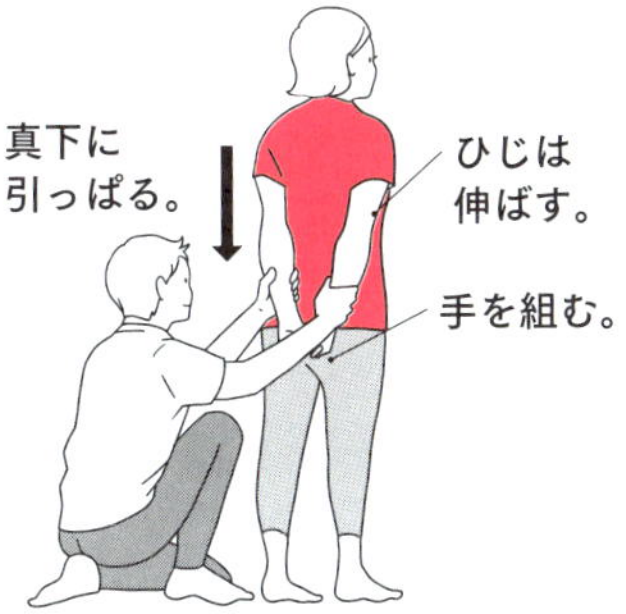
真下に
引っぱる。
ひじは
伸ばす。
手を組む。

肩幅くらい開く。

前方に踏んばる力をチェック

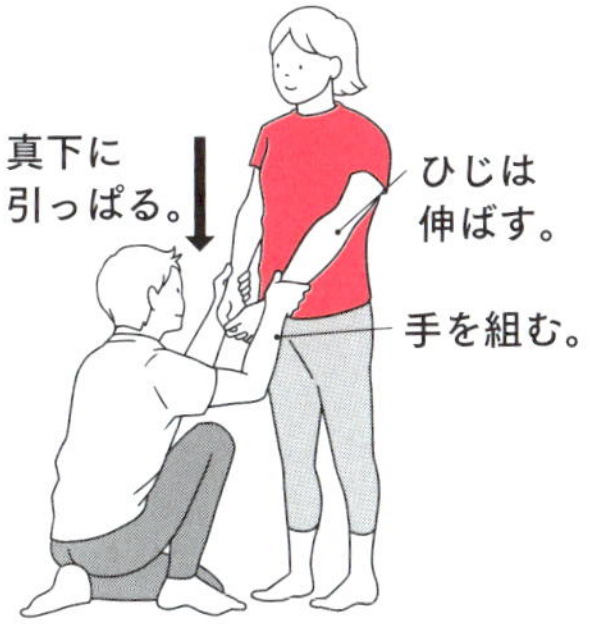
真下に
引っぱる。
ひじは
伸ばす。
手を組む。

肩幅くらい開く。

ふらついたら、足指が開いていない証拠！

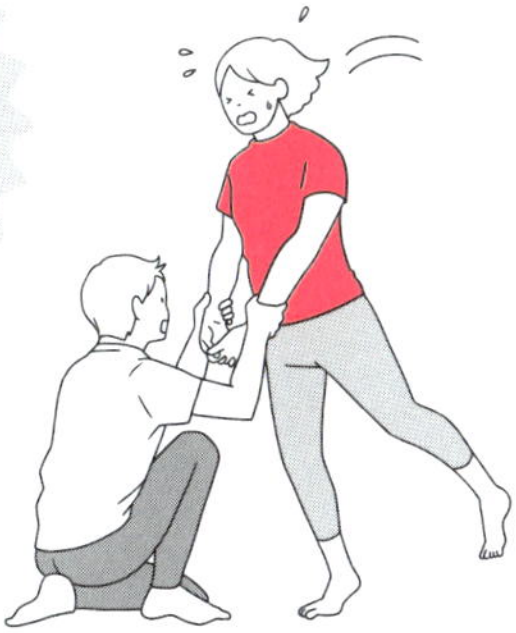

動画がご覧になれます。

＼ やってみよう -01 ／

あなたもゆがんでいるかも!?

足踏みテスト

「私の体、ゆがんでいるのかしら……？」

心配になったあなたには、体のゆがみを簡単にチェックできる「足踏みテスト」があります。

左ページの手順で、目を閉じて足踏みをします。終わったら目を開け、立ち位置を確認しましょう。同じ位置に立っていますか？

目印から離れた場所にいたら、体の軸がゆがみ、バランスが悪い状態です。

次に、「ゆびのば体操」をしてから、このテストをしてみてください。

体のブレが小さくなり、最初に立った位置で足踏みを続けられているはず。

「ゆびのば体操」と「ゆびのばウォーク」（5章を参照）を気長に続け、体に「ゆがみのない状態」を記憶させましょう。

ちなみにこの足踏みテストを講演会でも行うのですが、目を開けたときのズレに聴講者の多くが驚きます。「ゆびのば体操」をやったあとにはズレが修正されていることに再度ビックリ。会場から歓声が上がります。

脚長差（左右の脚の長さのズレ）は、足指のゆがみで出てきてしまうもの。それが知らず知らずのうちに、全身に影響を及ぼしてしまうのですね。

足踏みテストで「体のゆがみ度合い」をチェック

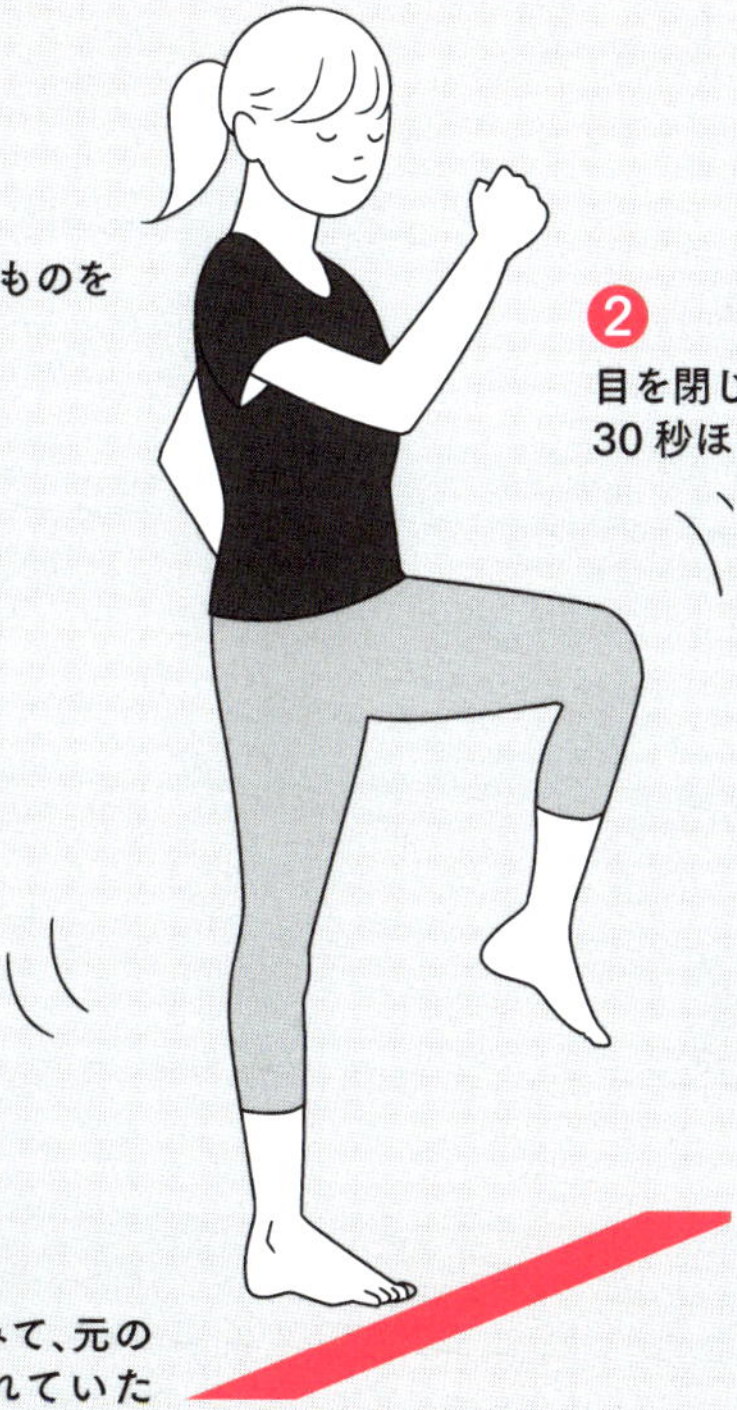

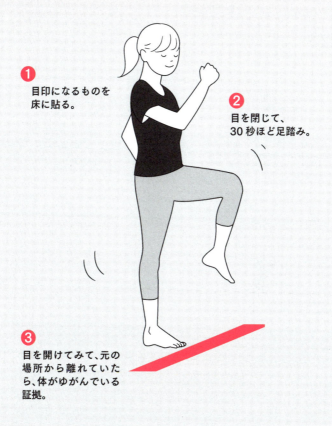

❶ 目印になるものを床に貼る。

❷ 目を閉じて、30 秒ほど足踏み。

❸ 目を開けてみて、元の場所から離れていたら、体がゆがんでいる証拠。

＼ コラム -01 ／

ロイヤルファミリーも足でお困りのご様子

成人で足に悩みのない人は誰ひとりとしていません。これは、これまでの臨床経験から、はっきりと言えます。屈強な男性でもかがみ指で、足の冷えに悩んでいる……なんてことも珍しくありません。

この悩みはロイヤルファミリーも一緒です。ファッション界でも話題になった映像があります。大人気の英国のキャサリン妃を映したものです。

その映像では、足元を見ると疲れたのかパンプスを脱いでいました。それが「お行儀が悪い」と問題になったのですね。その足先を見ると……そう、ストッキングによって見事な「かがみ指」になっていました。

靴の脱ぎ履きまで話題にされてしまって本当にかわいそうですが、それを克服してこそのロイヤルファミリーなのかもしれませんね。

足指が動かせないと、むくみから疲れ、ときにしびれが起こることがあります。1日中靴を履いている文化圏の人たちは、夜靴を脱ぐころには足指は固まって動かないことでしょう。

足に悪いと思われがちなパンプスやハイヒールですが、せめてシャンク（靴底）やヒールカウンター（かかと）などがしっかりしているものを選びたいものです。手ごろな価格でも丁寧につくられているものもありますので、お店に迷惑にならない程度にかかと部分やねじれをチェックして、できるだけ足指をゆがませない、足に優しい靴を選んでください。

2章

なぜ、足指がゆがむと歩けなくなるの？

伸びた足指が体をしっかり支える

「足指は全身を支える土台」です。

末広がりに伸びると、足指はしっかり地面につきます。接地面積が大きいことで踏んばる力が生まれ、重い上体を支えられるのです。

足指の中でも、特に〝安定〟のカギとなるのが、「小指」。

足関節は構造上、内側に傾きやすく（「回外《かいがい》」と言う）、ひざは反対に外側に移動しやすくなります。これがO脚やひざ痛の始まりです。

このとき足をまっすぐにして体のブレを止める超重要な「ストッパー」の役割を果たしているのが、地味な存在にも見える小指。

小指がしっかり広がると、足関節の回外を防ぐことができます。スポーツ時のケガだけでなく、日常のちょっとしたつまずきやケガの予防にもなります。

小指がしっかり伸びている

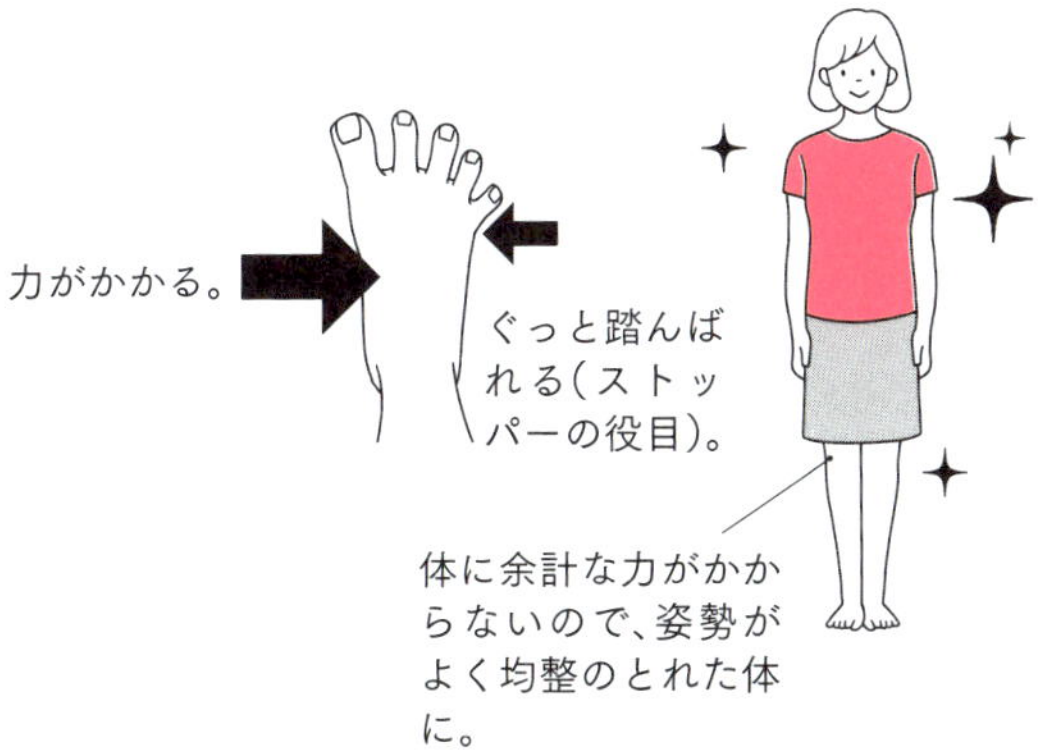
力がかかる。
ぐっと踏んばれる(ストッパーの役目)。
体に余計な力がかからないので、姿勢がよく均整のとれた体に。

小指が寝ている・ゆがんでいる

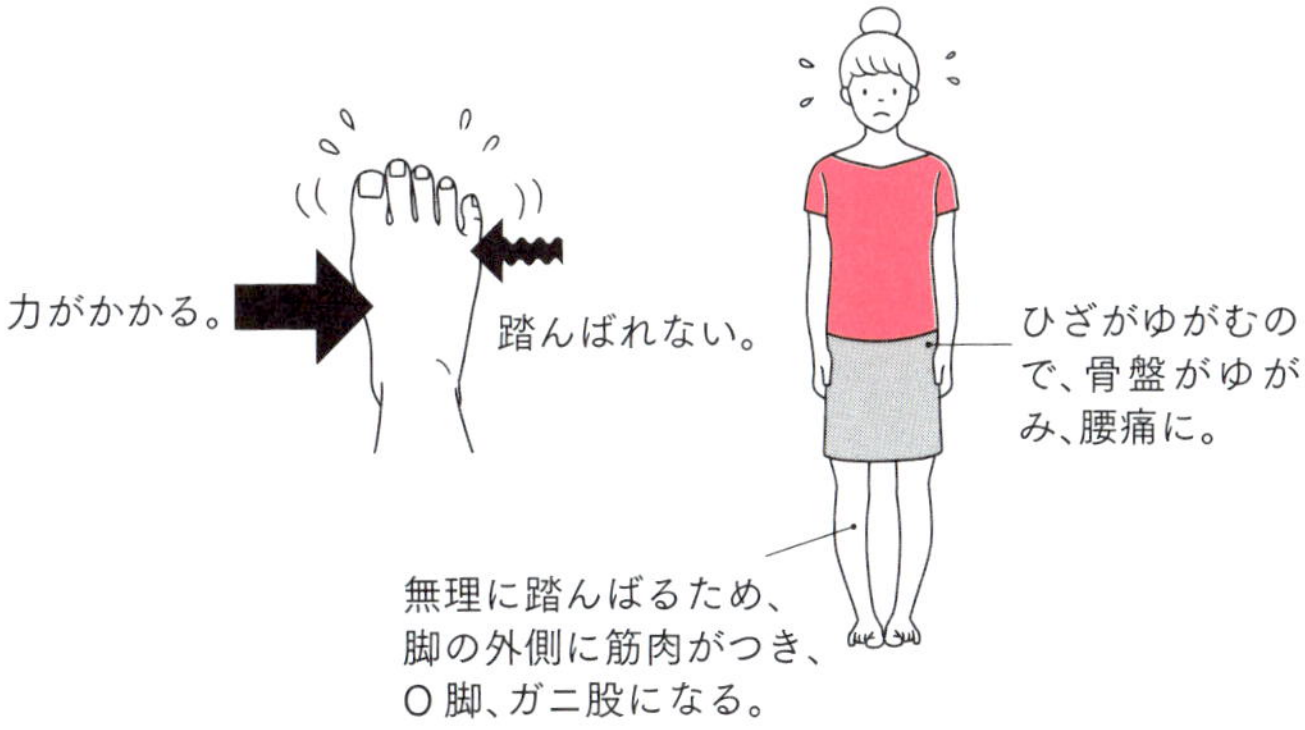
力がかかる。
踏んばれない。
ひざがゆがむので、骨盤がゆがみ、腰痛に。
無理に踏んばるため、脚の外側に筋肉がつき、O脚、ガニ股になる。

全身の不調を生みだす
〝小指のすき間〟

足指の中でも、隠れた立役者の「小指」。

あなたの小指はどんな状態ですか?

小指が内側に寄っている状態を「内反小趾《ないはんしょうし》」と言いますが、これが足指の変形でもっとも多い症状です。

足腰の不調を訴えてこられた患者さんの9割に内反小趾が認められました。

聞き慣れない言葉かもしれませんが、親指が内側に折れる「外反母趾《がいはんぼし》」は「内反小趾」を経て起こります。つまり、「内反小趾」こそが、足指全体の変形が始まるサインなのです。

「そんなに曲がっていないけど……」「私はまっすぐじゃないかな?」と思っ

た方は、すぐにチェック！　ペンや定規などを足の外側側面に当ててみてください。**小指との間に指が入る程度の、〝5ミリのすき間〟でもできていたら、「内反小趾」。**

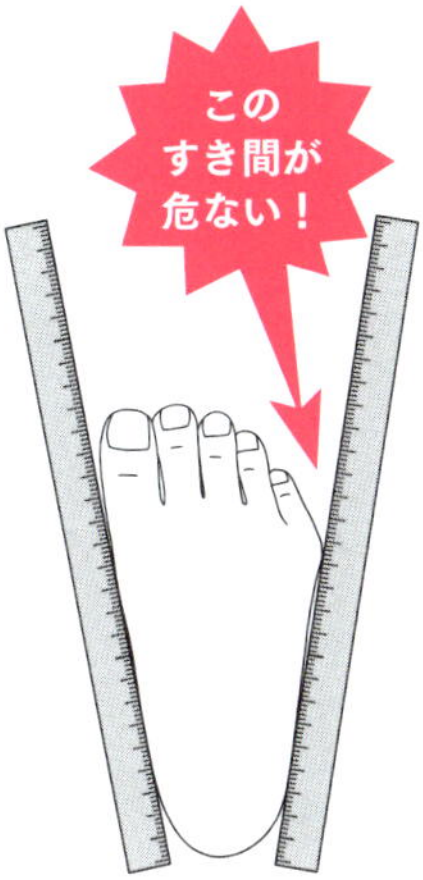

すき間があれば、すでに足指全体の変形が始まっているサインです。
足指の中でも筋力の弱い小指は、まっ先にゆがんでしまいます。
こうなってしまうと、外科的な手術で治すことが難しいのが現状。
だからこそ、小指のセルフケアが大事なのです。

〝小指の崩れ〟が〝姿勢の崩れ〟につながる

女性に多いO脚。実は、男性にも多く見られる症状であることを知っていますか？　また、ねこ背や、ねこ背が原因で首が前に倒れたストレートネックは、今や子どもにも多く見られる症状です。

これらの姿勢の悪さも、元をたどれば、「小指の変形」が原因。**曲がった小指はストッパーの役割を果たせず、脚の変形が進むからです。**

足のすねは、内側の脛骨《けいこつ》という太い骨と、外側の腓骨《ひこつ》という細い骨で成り立っていますが、足関節の他の骨との関係性で、体の外側に傾きやすくなっています。足首のねんざもほとんどの場合、かかとが内側に倒れて外側の靭帯《じんたい》が損傷することで起こります。

足の骨は外側に傾きやすい構造

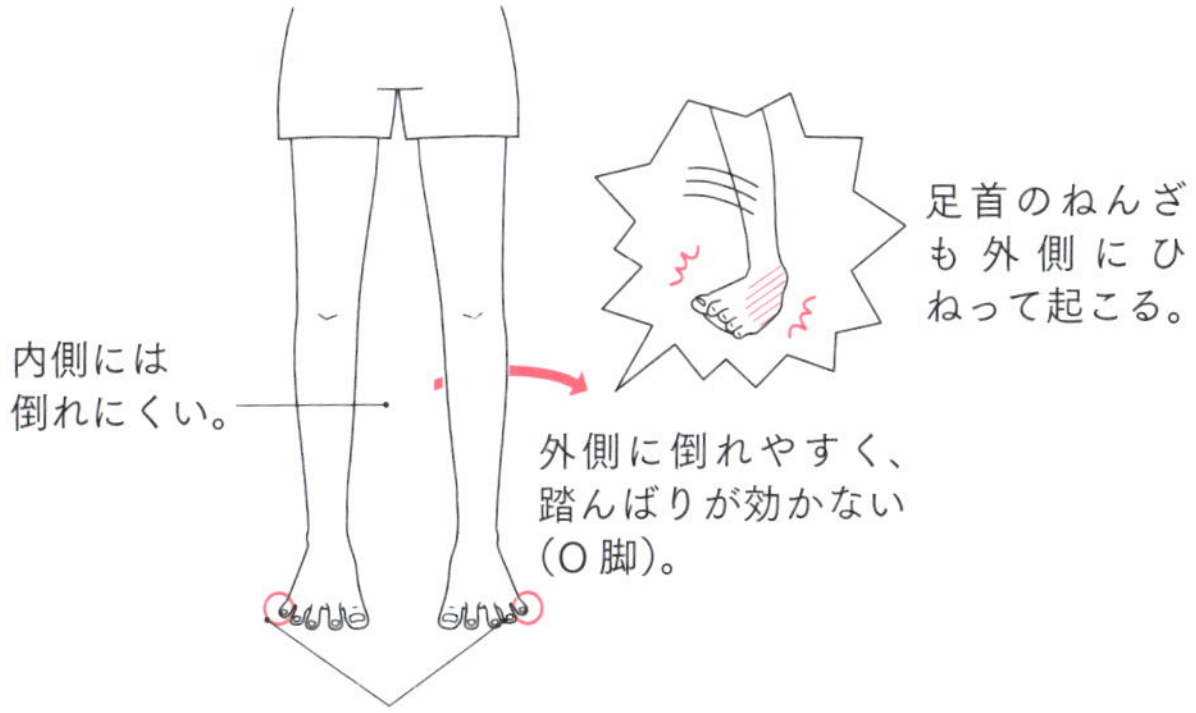
足首のねんざも外側にひねって起こる。
内側には倒れにくい。
外側に倒れやすく、踏んばりが効かない（O脚）。

小指は、体が外に倒れないためのストッパー。

このとき**小指のストッパーが効いていれば、ひざが外側に傾くのを防げますが、小指の力が弱いと、だんだんひざとひざの間が開いてきます。**

つまりO脚になるのです。

足指が曲がった状態だと、徐々にかかとの骨も変形していくことに……。

傾いた足とその上にある体は、土台が傾いた家のようなもの。

土台が傾いた体は、骨をゆがませてでもバランスをとって立とうとします。

これが、全身のゆがみと痛みにつながっていくのです。

足指が伸びないと、足裏のアーチが壊れていく

足指がゆがむと、徐々に足の機能も衰えていきます。

ここで、足の構造を少し説明しましょう。

両足合わせて52本の骨から構成される足は、体をしっかりと支えるために強固な靭帯《じんたい》で結ばれています。ちょっとやそっとの力では壊れません。

これらの骨と筋肉、靭帯でつくられているのが「３つのアーチ」です。前方アーチ、外側アーチ、内側アーチ（土踏まず）から成ります。

筋肉や腱《けん》にはそれぞれ、伸び縮みを検知する機能が備わっています。急激に筋肉が引っぱられすぎると、脱臼や骨折を避ける防御反応として縮もうとする反射が起こります。

足裏“3つのアーチ”で姿勢が安定する

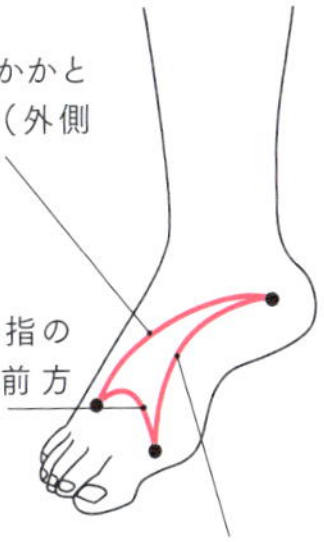

②小指からかかとのアーチ（外側アーチ）。
①親指～小指のアーチ（前方アーチ）。
③親指からかかとのアーチ（土踏まず）（内側アーチ）。
足指が使えている人は足裏の筋肉を使っているため、しっかりとした「3つのアーチ」がある。

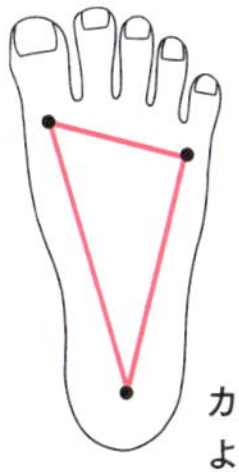

カメラの三脚のように、もっともムダなく無理のない形で支えるので、体が安定し（姿勢がよくなり）バランスよく歩ける。

そのため、ゆびのば体操でも、優しくゆっくり足指をストレッチします。反射によって筋肉が縮こまらないようにするためです。

この伸び縮みの検知機能は、弱くゆっくりとした動きに対しては反応できません。靴下や靴で長時間にわたり〝弱い外力〟がジワジワとかかると、足のアーチは徐々に壊れていきます。

足腰の機能が衰えたり、痛みが出たりするのは、アーチが壊れたあとです。

3つのアーチを支える大切な小指の存在

安定感のある三脚でも、3点の接地面積が小さければ不安定になります。多くの人が発症している内反小趾は、「接地面積が小さくなっている状態」です。ゆびのば体操によってその場でブレない体になるのは、足指が左右に広がることで接地面積が広がり、よりアーチが安定するためです。

サイズの小さな靴やストッキングで足の疲れやむくみが出るのは、アーチが形づくられず、足指をうまく動かせないから。

3つのアーチにより、歩く、走る、飛ぶ、ひねるなどの複雑な体の動きを柔軟にコントロールできるのです。

靱帯がゆるんだりして一度壊れてしまったアーチを元通りに戻すことは困難です。ですから、壊れる前の予防が大事になってきます。

3つのアーチの役割

3つのアーチがあると、体が揺れたり動いたりしても、衝撃を受け止め、ブレない体になる。

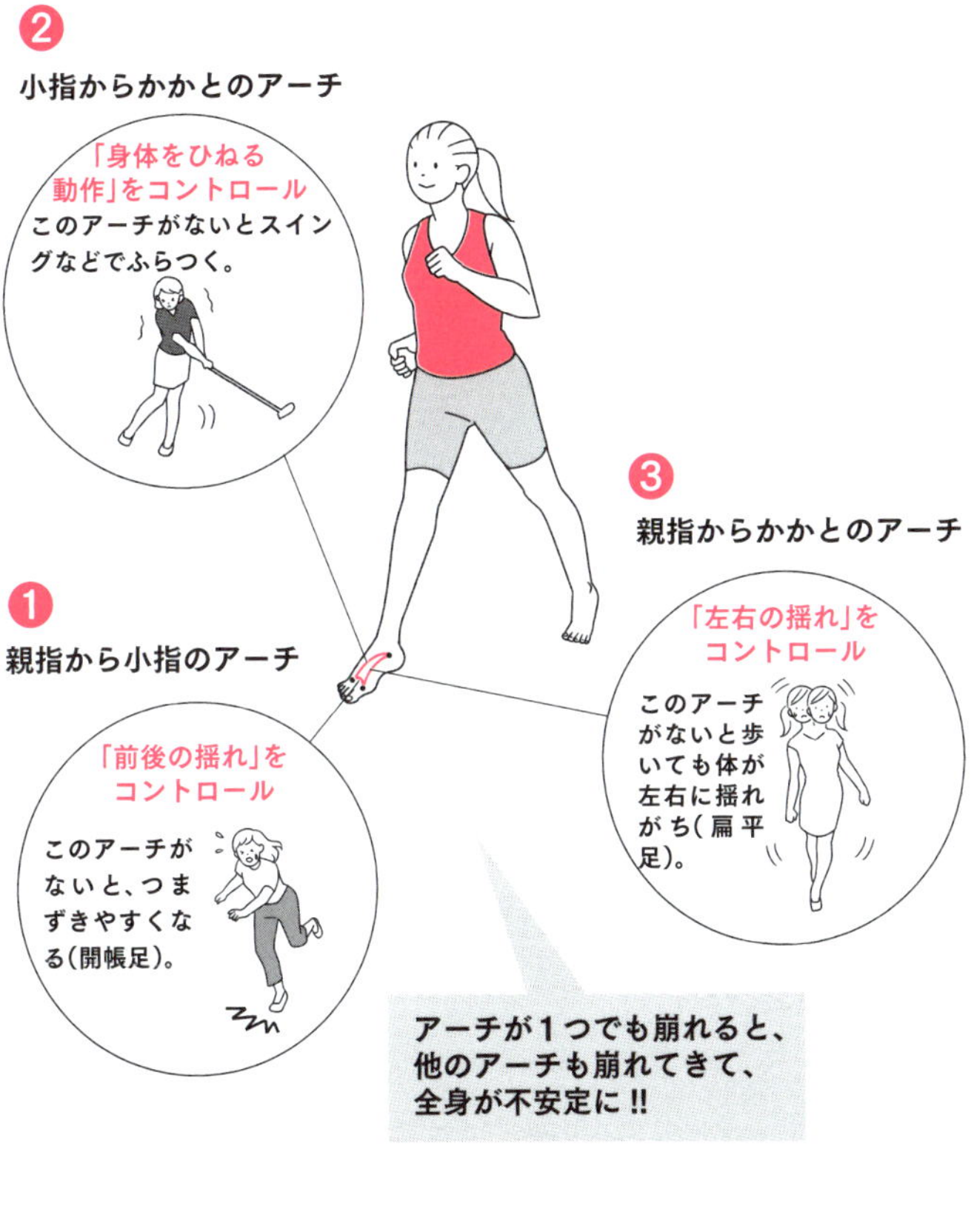
②
小指からかかとのアーチ
「身体をひねる動作」をコントロール
このアーチがないとスイングなどでふらつく。
③
親指からかかとのアーチ
「左右の揺れ」をコントロール
このアーチがないと歩いても体が左右に揺れがち(扁平足)。
①
親指から小指のアーチ
「前後の揺れ」をコントロール
このアーチがないと、つまずきやすくなる(開帳足)。
アーチが1つでも崩れると、他のアーチも崩れてきて、全身が不安定に!!

小指を伸ばし、まっすぐ立つことから始めよう

体の痛みは、痛む部位よりも先に足の変形から始まっていることがあります。**痛みがないので気づきにくい「小指の変形」が足指全体の変形につながり、それが、ひざ、股関節、骨盤といった足腰の痛みを引き起こし、背中、肩、首、あごといった足から遠い部分にまで影響をおよぼします。**

たとえ、片足の小指だけが変形し、体の片側だけしかゆがんでいなくても、だんだん反対側もゆがんできます。

たとえば、左脚だけがO脚になったとしましょう。左脚は右脚よりも湾曲して短くなりますから、骨盤はそれにあわせて左側が下がります。そのままだとバランスを崩して倒れてしまうので、体は右の肩を下げて、無理やり立とうと

するのです。

足指を伸ばすと、足裏の中心に重心がかかり、足裏アーチの頂点から耳穴のラインまで一直線につながる「本来の姿勢」を取り戻せます。

まっすぐ立てれば、全身の疲労は大きく軽減されます。当然歩くのもラクになります。

詳しくは4章で紹介しますが、足指を伸ばすことで足腰の痛みが改善されるだけでなく、むくみがとれたり、体温が上がったり、頭痛が緩和されたりなどのうれしい効果もあります。

冒頭で72キロの私を背負った例も驚くことではありません。あの方たちの握力や体前屈の数字が伸びたのも、安定して立つことができ、体が持つ本来の力を発揮できただけなのです。

姿勢は年のせいや筋肉だけの問題ではなく、まず足指の問題。

ゆがみの悪循環を断ち切って健やかに、さぁ今日から足指を伸ばしましょう。

＼ やってみよう -02 ／

足裏アーチの力を体感！
輪ゴムテスト

体は「ちょっとしたこと」で激変します。そのことを実感できる「輪ゴムテスト」があるので、紹介しましょう。

このテストで使うのは、普通の輪ゴム1本だけ。ただの輪ゴムが、本来体が持つパワーを引きだしたり、体の機能を抑制したりします。

まず、左ページのテストⒶのように、土踏まず部分に輪ゴムをはめてみてください。

歩いてみると足の運びが軽くなったことがわかり、重い荷物も軽く持てます。この状態で、46 ～ 47 ページの「バランステスト」をすると一目瞭然！ 強い力で引っぱられても、ビクともしません。

これは、輪ゴムがお椀のように「人工的なアーチ」を生むためです。

次に、テストⒷのように、足の人差し指から小指にかけて、輪ゴムをはめて動いてみましょう。

歩きにくく、体が重く感じませんか？ また、上手にジャンプもできないかもしれません。

「バランステスト」をすると、体がグラグラしてしまうはずです。

これは、「人為的に内反小趾の状態」をつくり、足指の力が発揮できなくなるためです。

〈テストⒶ〉

両足の土踏まずの位置に輪ゴムをつける(簡易のアーチになる)。

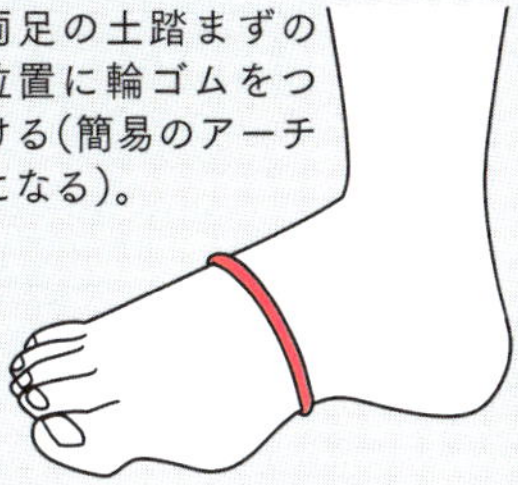

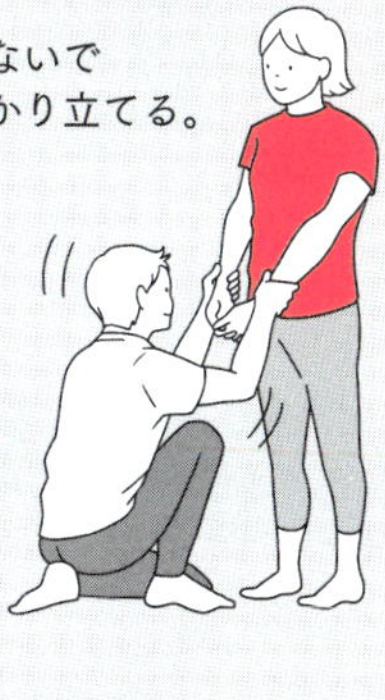

ブレないでしっかり立てる。

〈テストⒷ〉

両足の人差し指から小指に輪ゴムをつける(簡易の内反小趾状態になる)。

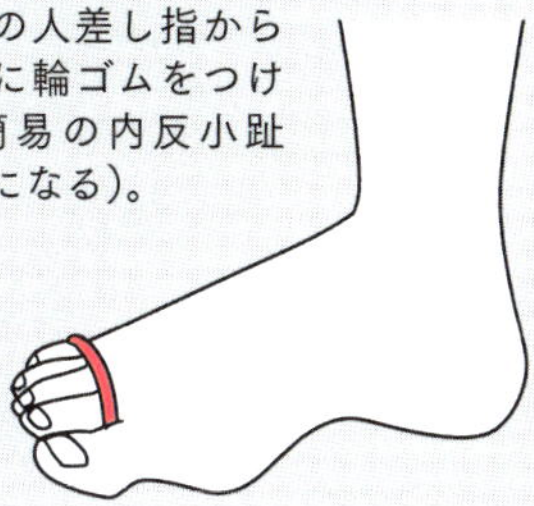

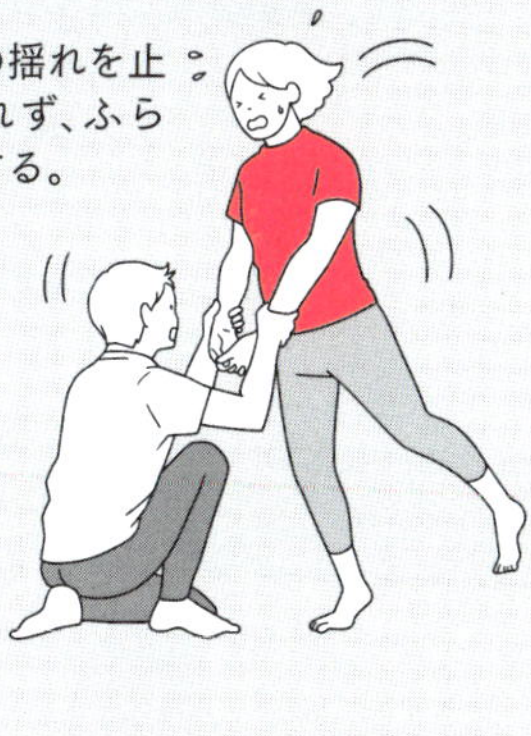

前後の揺れを止められず、ふらふらする。

＼ コラム -02 ／

杖を置き忘れるクリニック

みらいクリニックで一番多い忘れ物は、「杖」です。

皆さん、最初は杖をついて来られるのに、忘れて帰っていきます。帰りには、杖がいらなくなるからです。

変形性ひざ関節症の患者さんは、パンパンに腫れたO脚で、ツラそうに来院されました。整形外科では人工関節の手術を勧められたとのこと。

でも「手術は怖くて……」と、踏みきれない様子でした。

私は「これなら手術をしないで済むはず」と判断し、「ゆびのば体操」と関節のストレッチを施し、「ゆびのばソックス」を履いてもらうと、その場で姿勢がまっすぐに！　さらには歩き方が変わって、痛みが消えたのです。

そうしたら……なんと杖を置いて帰られました。あとで連絡してみたところ、「ラクになったので、すっかり忘れていました」と笑って答えていらっしゃいました。

数回の治療が必要な方もいますが、体の変化をその場で体感できると、パッと顔色が変わり、歩行の恐怖や苦痛が消えていきます。

これは、みらいクリニックでは日常の風景。足腰に痛みがあったら、手術や薬の前にまず「ゆびのば体操」を試してもらいたいと思います。

3章

足指がどんどん伸びる！「ゆびのば体操」

一生歩きたいなら、スクワットよりも足指を伸ばそう！

あえてこんなセンセーショナルな見出しをつけたのは、「一生歩きたいなら、まず筋肉をつけて！」という誤解があまりにまかり通っているから。

筋肉はもちろん重要ですが、それよりもっと大切なことがあります。

それが、**足指を伸ばすこと**。筋力アップはそのあとです。

当クリニックにも毎日のように、「お医者様から痩せろと言われたんです」「毎日歩きなさいと指導されました」という方が来院されます。

運動習慣のない人が、急に運動できるでしょうか？ 食事だって、明日から量を減らせるでしょうか？

そもそも、体が重い、足腰やひざが痛いのに、毎日スクワットができますか？

運動や食生活を改善するのは、かなりハードルが高いと言わざるを得ません。

そこで、私がアドバイスするのは、まず「動ける体」をつくること。

鍛えるより前に、現状ある筋肉を効率的に使うことから始めるのです。

負担がなく、ラクに動ける体になれば、毎日歩くことも、スクワットだってできます。

まずは、冒頭で紹介した**「ゆびのば体操」**で、足指を伸ばし、動いても痛みが出ないように、体から余計な負担をなくしてあげましょう。


小指の変形、かがみ指や浮き足、O脚など、変形がある状態では、毎日歩くのもツラいでしょう。

たとえ無理をして筋トレをしたとしても、足指が変形したままでは間違った筋肉が出来上がり、さらに体に負担を強いることになります。

痩せよう、筋力をつけようとしても、土台の足指がゆがんでいたら逆効果なのです。

「ゆびのば体操」は1日3分、いつでもOK！

体操とは言っても、決してハードなものではありません。12〜15ページで紹介しているように、足指と手の指を合わせて、足裏へ、そして甲のほうへと伸ばすだけ。

冒頭にもあるように、1回反らすごとに約5秒、片足15〜20回ほど行ってください。

時間にすると両足で2〜3分、しっかりやっても5分でOKです。

鍛えるつもりで、力を入れたり、曲げすぎないこと。軽〜い力で十分です。

手首を曲げないよう、まっすぐ伸ばすのもポイント。

あくまで優しく、親指から小指まで、すべての指を気持ちよく伸ばしてあげましょう。

これで足指が伸びますが、残念ながら効果は長続きしません。指はすぐにラクなほう、元の（曲がっている）状態へと戻ろうとしてしまうからです。

ですから、「ゆびのば体操」は毎日行ってください。

歯磨きは、1回やったあとに1週間お休みしたりしません。女性なら毎日、洗顔して化粧水やクリームでお手入れしているはず。足指も同じことです。

靴下や靴で縮こまった足を、毎日メンテナンスしてあげることが大事です。

さらに「ゆびのば」効果を上げるには、靴や靴下など履くものに注意したり、足指を伸ばした状態で歩くとよいでしょう（歩き方については5章で紹介）。

「ゆびのば体操」は歩く前と帰宅後、そして寝る前など、時間は短くてもいいので、細切れに数回に分けて行ったほうが効果的です。

面倒な人は1日1回、帰宅後や入浴後に疲れた足指を伸ばしてください。

一瞬でさまざまな能力がアップする「ゆびのば体操」

力を抜いて、手をラクにしてみてください。指が自然と曲がっていきませんか？　これは、足指も同じ。もともと指はものをつかむ役割を優先するため、力を抜くと曲がるようにできているのです。

指は曲がる力が強く、広げる力が弱い。

そのため、動かさずに放っておけば、知らないうちに曲がったまま固まってしまいます。

手の指は曲げたり伸ばしたりして頻繁に動かしますよね。日常生活で鍛えられるので、筋力はあまり衰えません。

ところが、**足指はほとんど動かすことがないので、衰える一方です。**

高齢の方、歩けなくなった方の足指は、固く縮こまって動きません。普通に歩けていても、ほとんどの方の足指は曲がっていると言ってもいいほど。そんな指を広げて伸ばし、本来の機能を果たせるポジションに戻すのが、1万人以上の足指を元気にしてきた「ゆびのば体操」です。

「ゆびのば体操」で足指を伸ばすと、足と床の接地面積が広がるため、バランスよく体を支えて、無理のない正しい姿勢で立つことができます。

その場で指が伸びるので、一瞬で握力が上がったり、ジャンプ力、柔軟性、背筋力などが上がります。

これは、すごいことでもなんでもなく、体が本来持っている能力。体が力を取り戻すと、徐々にひざ痛や腰痛、肩こりなども解消していくのです。

指を伸ばしたければ靴下にも気をつけたい

「ゆびのば体操」で足指を毎日メンテナンスする一方で、そもそも足指を変形させないために、履くものにも気をつけましょう。

毎日履いている靴下やストッキングも、いわゆる5本の指をすっぽり包む「筒状」のものが、足を「棺桶型」にしていきます。

靴下は足指が1本ずつ分かれる、5本指で矯正力のあるものがオス

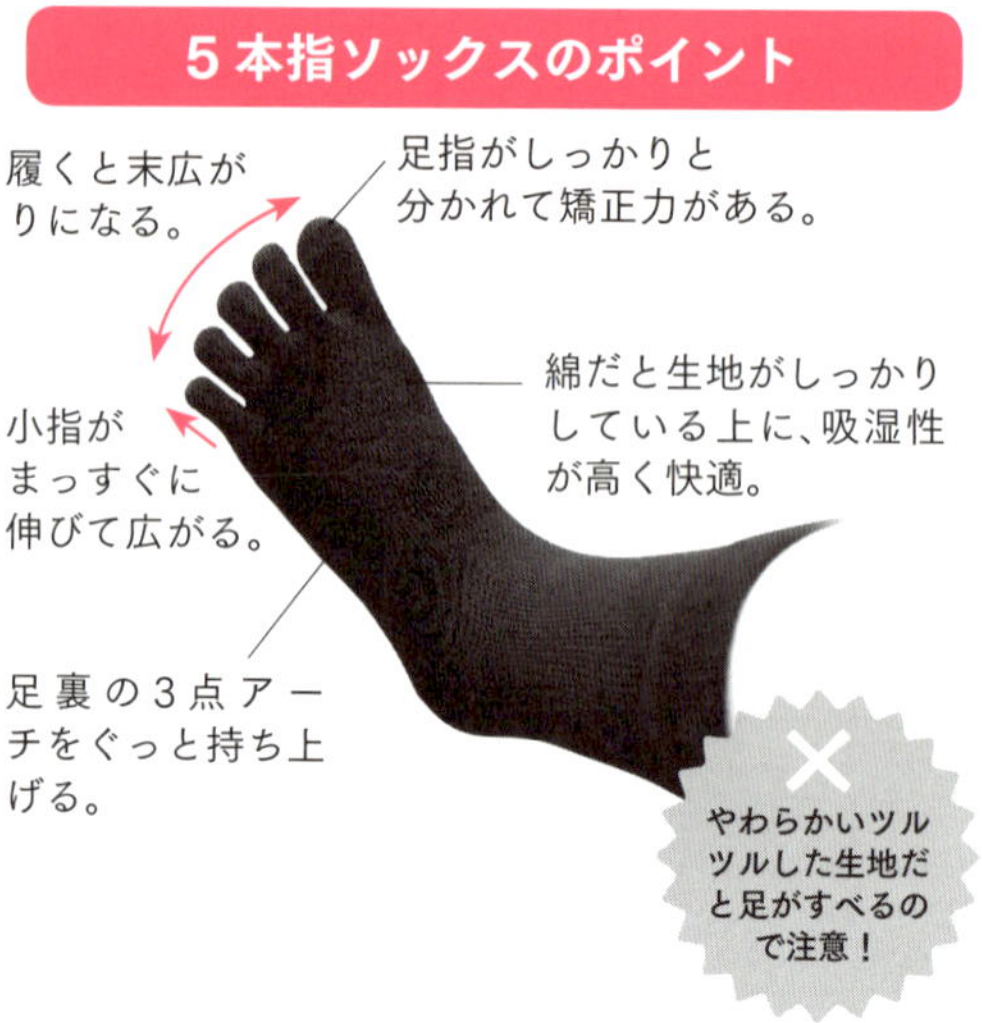

5本指ソックスのポイント
履くと末広がりになる。
足指がしっかりと分かれて矯正力がある。
綿だと生地がしっかりしている上に、吸湿性が高く快適。
小指がまっすぐに伸びて広がる。
足裏の3点アーチをぐっと持ち上げる。
×
やわらかいツルツルした生地だと足がすべるので注意！

スメです。

私は患者さんにクリニックで開発した「ゆびのばソックス」を勧めています。

写真は「棺桶型」になってしまった患者さんの足。

筒状のソックスを履いていたため、親指も小指も完全に内側に入っています。

右がゆびのばソックス着用の足です。どうですか？ 小指までパッと広がっているでしょう？

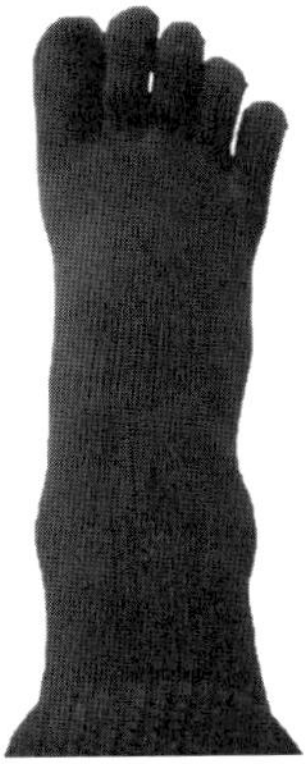
ゆびのばソックス
着用

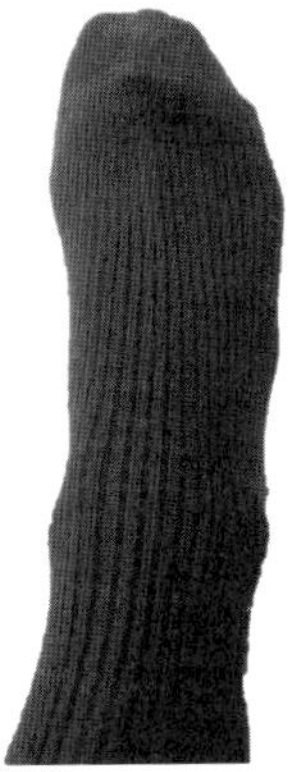
筒状
ソックス着用

着用のポイントは、指先までしっかり入れて履くことです。

生地が余っていると、足裏のアーチをつくる矯正力が弱まってしまいます。足指の根元までピタッとすき間がないように、足指を入れて履きましょう。

足指をどんどん変形させる靴に注意！

靴下で足指が変形するとお話ししましたが、靴にも注意が必要です。

足指を痛める靴で歩くと、体に負担をかけ、痛みが出てしまいます。


よかれと思って、やわらかい靴を選んでいませんか？

体に痛みを抱えている人のほとんどが、足に合わない靴やフニャフニャと軽くてやわらかい靴を履いています。

大きな靴なら足に当たらないから大丈夫、あるいは、やわらかい靴が足に優しいと思っていませんか？

それ、大間違いです！

サイズの大きな靴ややわらかい素材の靴を履くと、歩くたびに靴の中で足がすべったり、かかとがずれて、結果として足指がゆがんでいきます。

靴がすべるのを防ごうとして、足指が曲がるのです。

不意に転びそうになると、反射的にどこかをつかもうとしますよね。靴の中も、これと同じ。

足がすべるような状態では、足指は無意識にギュッと力を入れます。

つまり、この「ギュッ」を続けることで、足指がどんどん変形していくのです。

夏ならビーチサンダル。裸足で足指がフリーになって解放されているように思えますが、履きやすい靴は、脱げやすい靴ということ。歩くたびにかかとが離れるので、靴が脱げないようにと、足指はギュッと縮こまります。

実際、沖縄では年中、島ぞうり（ビーチサンダル）を履いている人が多いのですが、足指の変形がとても多い地域。

冬ならムートンのブーツが危険。女性に大人気ですが、ふわふわしたブーツだと、中で足がすべってしまい、非常に不安定です。

ブーツならジッパー付きで、足首がしっかり固定されているものが足には優しいのです。立ったまま、スポッと脱げるようなブーツはオススメできません。

折り返しのないマジックテープでさっと履けるスニーカーも、足にいいとは言えません。足首の固定がゆるいため、足指が曲がっていきます。


また、幼児や介護の必要な高齢者の場合は、お世話をする人が履かせやすい靴を選びがちです。でも、**楽に履かせられる靴によって、余計に「歩けない足」にしてしまっているのです。**


履きやすい靴は、脱げやすい靴、足指が曲がる靴なのです。

とは言え、TPOに応じて、パンプスや革靴が必要なこともわかります。

そんなときは、毎日「ゆびのば体操」をして、曲がってしまった指を優しく伸ばして労わってあげましょう。

足指を変形させる靴たち

共通しているのは「履きやすく、脱ぎやすい」靴が、足指を変形させるということ。

大きめのムートンブーツ

ゆるいので足がブーツの中ですべる。

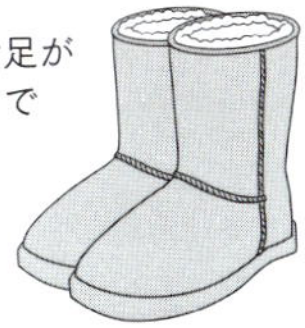

ビーチサンダル・ぞうり

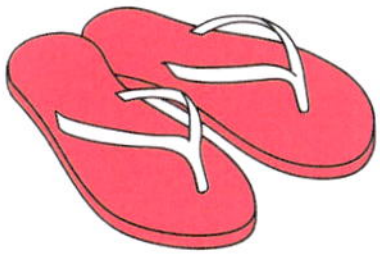

かかとが浮くときに足指に力が入り、指が変化していく。

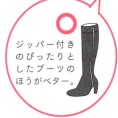

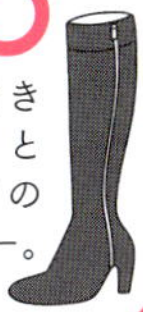

〇 ジッパー付きのぴったりとしたブーツのほうがベター。

ゆるいマジックテープの靴

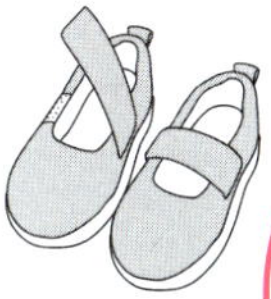

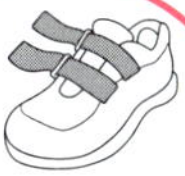

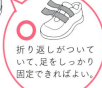

〇 折り返しがついていて、足をしっかり固定できればよい。

サイズの大きすぎる靴・履き口の大きい靴

特に、子ども用の靴は大きすぎるものを買う傾向があるので、注意。

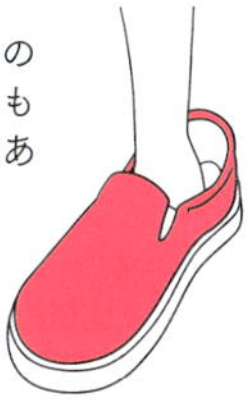

簡単にねじれる靴

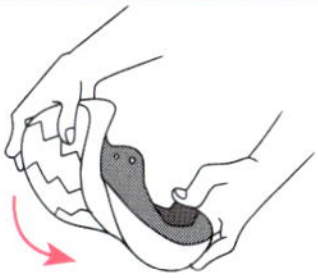

ねじれる靴は、足を固定しない。

足指が伸びる靴は〝履きにくさ〟がポイント

では、足指がぐんと伸びるのは、どんな靴なのでしょうか?

ズバリ、**足に優しい靴は、「ひも付きで足を固定するスニーカー」**です。

足に優しい靴は「手間のかかる靴」。つまり、つっかけたり、さっと履けない、非常に「履きにくい靴」なのです。

ひもを通す穴の数が多く、足首からしっかり固定されるものがベスト。靴の中で足がすべったり、かかとが浮かないものを選びましょう。

履くときも、通す穴ごとにしっかりひもを締めて固定します。

一度でもいいのできちっとひもを締めて歩いてみてください。その違いに驚くはずです。

クリニックでは靴ひもの定期交換を勧めています。靴を長持ちさせる秘訣です。

毎日履きたい"足指にいい靴"

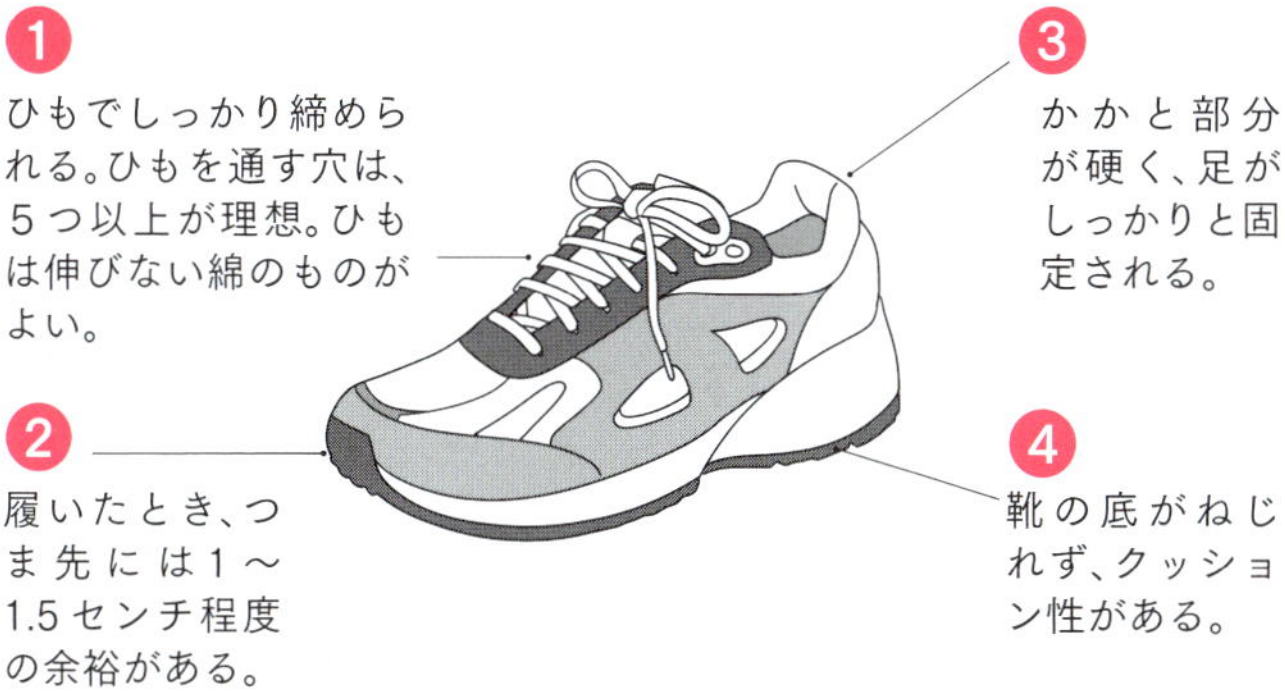
1
ひもでしっかり締められる。ひもを通す穴は、5つ以上が理想。ひもは伸びない綿のものがよい。
2
履いたとき、つま先には1～1.5センチ程度の余裕がある。
3
かかと部分が硬く、足がしっかりと固定される。
4
靴の底がねじれず、クッション性がある。

正しい靴の履き方

1 立って、靴べらを使って履く。（おしりをつけない）

2 靴ひもを穴ごとにしっかり締めていく。

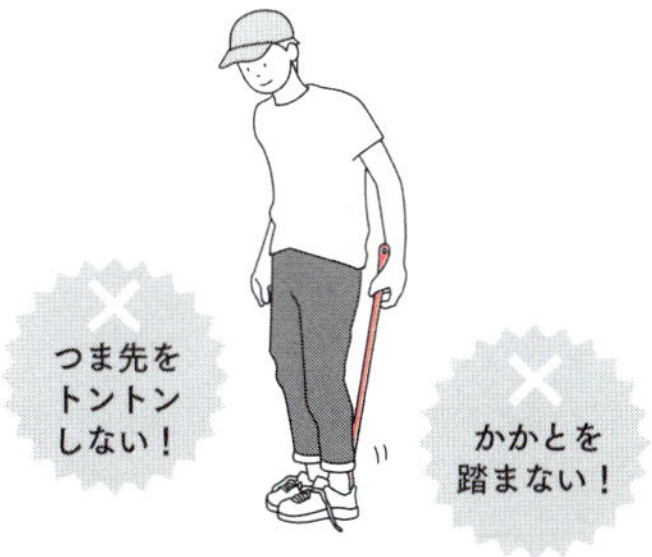
つま先をトントンしない！
かかとを踏まない！

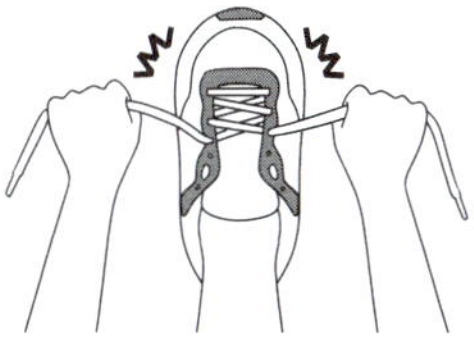
歩くとゆるむので、少しきつめに。

靴のサイズは、靴の種類で変わる

足の大きさは、体勢によりまったく異なると知っていましたか？

立ったときは体重がかかる分、甲が下がって足が大きくなり、座ったときは体重がかからない分、甲が上がり、長さも幅も5ミリ前後小さくなります。

足指を労るには、靴の種類によって、履き方とサイズ選びを変えましょう。

スニーカー（ひも靴）の場合は、「立って履く（サイズが大きい状態で試着）」のが正解。ひもをしっかり締めて、かかとと足裏のフィット感、つま先の余裕（1〜1.5センチほど）を確かめます。

パンプス（ひものない靴）の場合は、「座って履く（サイズが小さい状態で試着）」のが正解。パンプスはかかとがパカパカと不安定になりがちなので、足にしっかりフィットする（大きすぎない）ものを選びましょう。

正しい靴の選び方

人間は立つと、座ったときよりも足が1センチ近くも大きくなります。靴の特性にあわせて、試着の方法を変えましょう。

スニーカー（ひも靴）の場合

立って履く

足が大きい状態で試着し、つま先に1～1.5センチ余裕があるものを選ぶ。

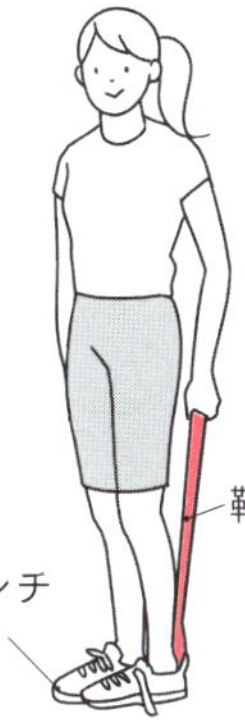
靴べらを使おう。
つま先は1～1.5センチほどのスペース。

パンプス（ひものない靴）の場合

座って履く

足が小さい状態で試着。ひもなしの靴はすぐに脱げるため、しっかりフィットするものを。

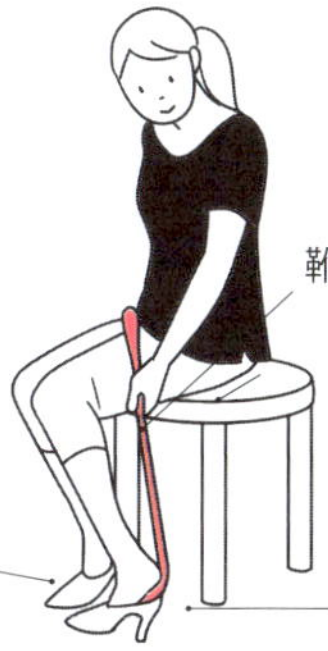
靴べらを使おう。
つま先は指が動く程度の余裕があればOK。
かかとがしっかりとホールドされるものがよい（やわらかいものはNG）。

＼ やってみよう -03 ／

曲がった指ではうまく歩けない！

手押し車

足指がしっかり伸びていないと、全身のバランスが狂い、うまく歩けません。

手の指を足の指に見立てて実験してみると明らかです。

図のような手押し車をやってみればわかるように、指が曲がったり閉じていたら腕や腰への負担が倍増し、不思議なほど前に進めません。これは、足でも同じこと。

足指がゆがんで脚や腰に負担がかかってもなんとか歩けるのは、足腰の筋肉が腕の筋肉よりもずっと太いためです。

あちこち痛むのは、体がゆがんでいるから。

そして体のゆがみの根本的な原因は、知らず知らずのうちに進んだ「足指のゆがみ」です。

「ゆびのば体操」で、今すぐリセットしましょう。

動画がご覧になれます。

郵便はがき

料金受取人払郵便

麹町局承認

5200

差出有効期間
2020年2月29日
まで

102-8790

226

東京都千代田区麹町4-1-4
西脇ビル

㈱かんき出版
読者カード係行

フリガナ ご氏名	性別　男・女 年齢　　歳
フリガナ	
ご住所　〒 TEL　（　　）	
メールアドレス □かんき出版のメールマガジンをうけとる	
ご職業 1. 会社員（管理職・営業職・技術職・事務職・その他）　2. 公務員 3. 教育・研究者　4. 医療・福祉　5. 経営者　6. サービス業　7. 自営業 8. 主婦　9. 自由業　10. 学生（小・中・高・大・その他）　11. その他	

★ご記入いただいた情報は、企画の参考、商品情報の案内の目的にのみ使用するもので、他の目的で使用することはありません。

★いただいたご感想は、弊社販促物に匿名で使用させていただくことがあります。　□許可しないご購読ありがとうございました。今後の出版企画の参考にさせていただきますので、ぜひご意見をお聞かせください。なお、ご返信いただいた方の中から、抽選で毎月５名様に図書カード（1000円分）を差し上げます。

サイトでも受付中です！　https://kanki-pub.co.jp/pages/kansou

書籍名

①本書を何でお知りになりましたか。

- 書店で見て　• 知人のすすめ　• 新聞広告（日経・読売・朝日・毎日・その他　　）
- 雑誌記事・広告（掲載誌　　）
- その他（　　）

②本書をお買い上げになった動機や、ご感想をお教え下さい。

③本書の著者で、他に読みたいテーマがありましたら、お教え下さい。

④最近読んでよかった本、定期購読している雑誌があれば、教えて下さい。

（　　）

ご協力ありがとうございました。

○ 指が伸びていて、
広がっているとスムーズに進む。

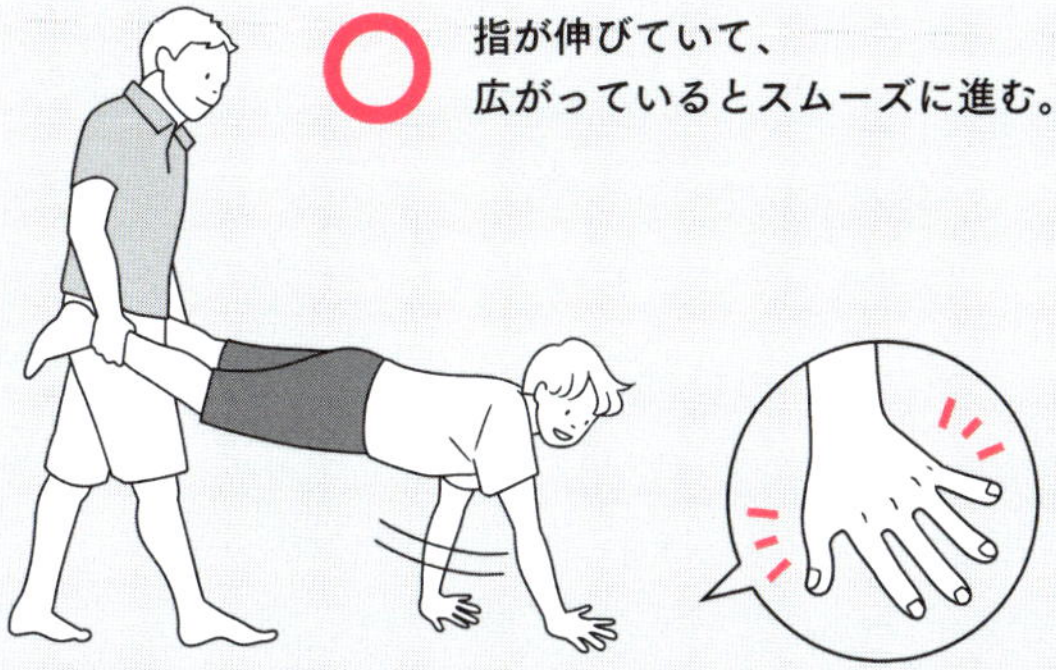

× 指を曲げたり、閉じたりすると、
腕や腰に大きな負担がかかる。

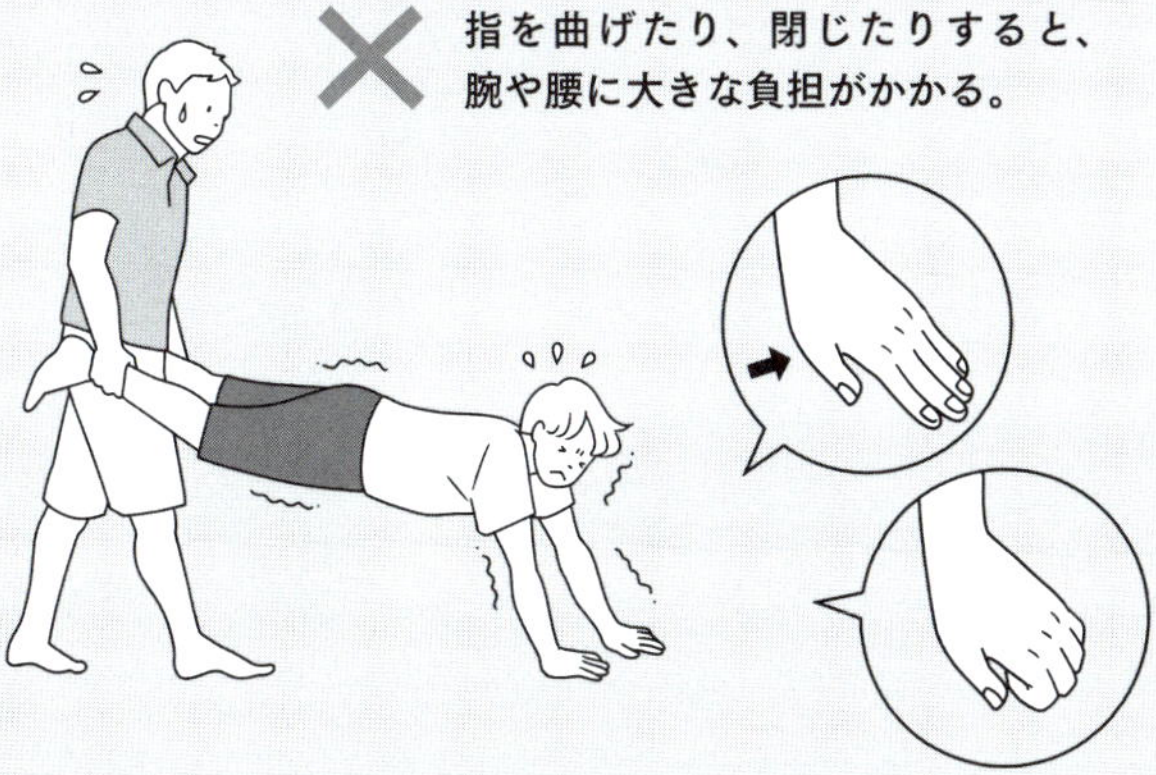

＼ コラム -03 ／

足の形は「生まれつき」ではない

「父が扁平足だったから、私もぺったりしていて……」

「ひどい外反母趾だった母親と、似てきたんです」

患者さんからこんな話を聞くときがあります。

しかし、それは間違いです。

足の大きさや甲の高さなどは、持って生まれたものですが、足指の変形やゆがみは生まれつきや遺伝だけではなく、生活習慣から発生するものもあります。

生まれたての新生児は、みんな指もまっすぐの「末広がり」の足。足指がすらりと伸びて、足指の間にもすき間があります。

ところが、小学校に入学するころには、変形がチラホラ見られます。

原因の多くは靴下と靴。

赤ちゃんのうちから筒状の靴下で足指を包み、やわらかい靴を履かせて歩かせることによって、幼児の足指変形は珍しいものではなくなってきています。

子どもの足の骨はやわらかいので、痛みなく変形が進行していくもの。

足指の変形から姿勢が悪くなり、疲れやすくなっているので、長時間イスに座っていられない子どもも増えています。

私がこども園や小学校で、足を育てる「足育《そくいく》」の講演を行っているのも、早い段階で足指に注目してもらうためです。

4章

肩も腰もひざも！「ゆびのば体操」で全身が健康になる‼

ひざ、股関節、肩、顔まで！全身をゆがませる小指

ひざであれ、腰であれ、必ずしも〝痛い場所〟が悪い場所とは限りません。痛いところだけに目がいきがちですが、痛みを発生させる根本的な原因があるはず。**その発生源に働きかけなければ、痛みは必ず再発します。**

何度もお話ししているように、小指の変形は全身に影響していくのです。

どのように影響するか、流れに沿って説明しましょう。

たとえば、O脚なら内反小趾により、すねの骨が外側に倒れていきます。

このとき、ひざとひざの間も広がっていくのですが、ひざ関節は前後にしか曲げ伸ばしできない可動性の低い構造なので、すねの骨が外側に倒れると対応しきれず、ひざの内側に痛みが発生しがち。

その影響は股関節にも広がっていきます。ひざが外側に広がるため、股関節も外側に引っぱられてしまい、股関節にまで痛みが生じてしまうのです。

また、O脚でどちらかのひざの変形がひどいと、左右で脚の長さが変わってきます。こうなると、歩くたびに上半身は左右に揺れますね。

上半身が揺れると、痛みは肩から首へ広がります。

姿勢も悪くなり、全体のブレを調整しようとして眼精疲労が起きたり、頭痛を引き起こしたり。肩や首、頭への負担は血行障害を引き起こし、顔にまで影響してきます。

まさに「負の連鎖」。

「たかが小指」が倒れたことで、最悪の場合、手術を勧められるほどの全身のゆがみ・痛みを生じさせるのです。

この章では、まさか「小指」が原因とは思わずに起こった症状と、「ゆびのば体操」での改善例をご紹介していきます。

姿勢

ねこ背・反り腰が治る！

体に余計な負担をかけないためには、姿勢が大事。

体に痛みがある方は、まず「まっすぐ立つ」ことから始めてみましょう。

自分の姿勢にゆがみや傾きがないか、鏡を見てください。

肩が上がっていたり、頭が傾いていませんか？

わかりにくい人は、前・横・後ろ姿の写真を撮ってもらいチェックしてみましょう。

思った以上に体が傾いていて、驚くかもしれません。

悪い姿勢としての代名詞とも言える「ねこ背」「反り腰」ですが、これも足指の崩れが原因のことが少なくありません。

ねこ背も、反り腰も、「浮き指」「かがみ指」で重心がかかと寄りになっているのを補おうとする「姿勢の反射」と言えます。

体の重心がかかとのほうに傾くと、人間の体は後ろに倒れないようにと、一番重い頭を前に突き出して、バランスをとります。

これが「ねこ背」です。

最近では、子どもや若い方のあいだにも「ねこ背」や首が前に傾く「ストレートネック」が増えています。重い頭を前傾した首で支えるため、首や背中に疲れや痛みを感じることもあるでしょう。

胸を張り、おへそを前に突き出す「反り腰」は、一見、姿勢がよいように見えますが、もともと骨盤が後ろに倒れている日本人には無理な姿勢です。

反り腰を続けていると、筋肉の慢性疲労につながり、腰痛やギックリ腰の原因にもなります。

次ページ上の写真は「足裏の痛みがある」と来院された50代の女性です。

背中が湾曲したひどい反り腰で、足指は「内反小趾」。そこからくる姿勢の悪さが、痛みの原因とわかりました。

「ゆびのば体操」を指導してから3カ月で痛みは消え、まっすぐ立てるようになりました。

次に、下の写真を見てください。腰痛で来院された70代の女性です。

左肩が下がっており、腰の痛みを訴えていました。足元を見ると、小指は、みごとな「寝指」。さらに、バッグを常に左肩にかけていることも左肩が下がる原因でした。

まずは、毎日「ゆびのば体操」をしてもらい、バッグも片側ばかりにかけないように指導したところ、1カ月後には、かなり左右のバランスが整い、痛みもきれいに消えていたそうです。

姿勢と痛みの関係は、切っても切れないもの。

痛みがある方は、まず姿勢。その原因となる足元の状況を確認してください。

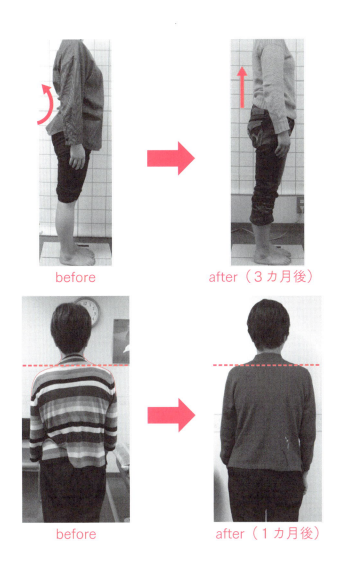

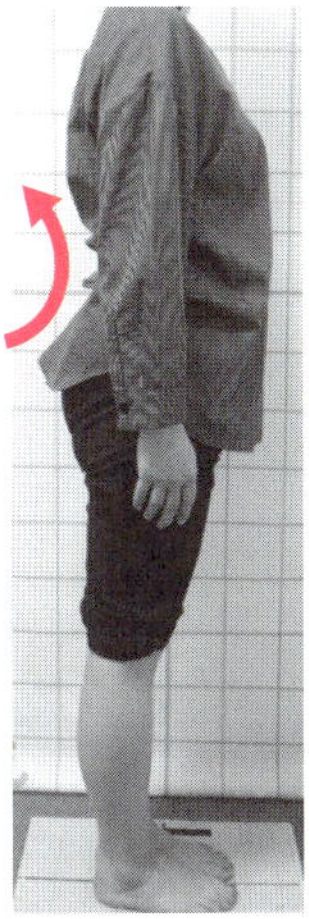

before

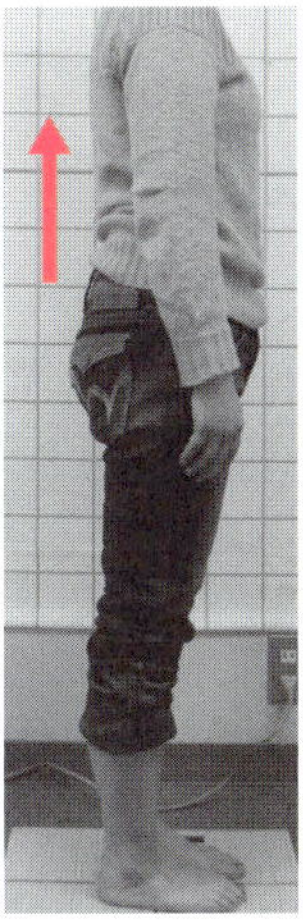

after（３カ月後）

before

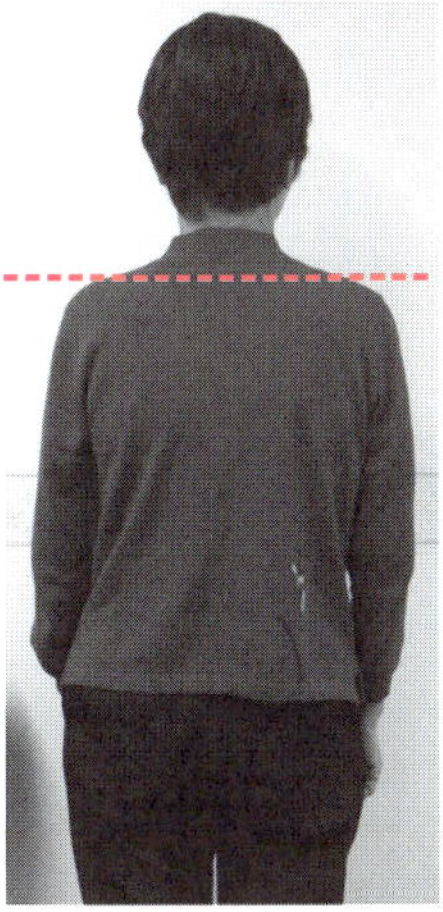

after（１カ月後）

腰

ヘルニアの痛みが消える！

足指の変形が連鎖的に腰痛を引き起こした例を紹介しましょう。

50代の男性は椎間板《ついかんばん》ヘルニアによる腰痛と診断され、地元でも有名な整形外科に通われていたとのこと。

「ヘルニアですね、経過を見ましょう」と診断され、ビタミン注射や腰の牽引《けんいん》、ホットパック（温湿布）を続けて2カ月、まったく改善が見られず、ひどいときは50メートルも歩けないほどの痛みで、タクシーで仕事と病院に通う日々だったとか。

ほとほと困り果てて、みらいクリニックに来院されたのです。

結論から言えば、この腰痛、ヘルニアによるものではなかったのです。

椎間板ヘルニアとは、椎間板の変成で組織の一部が飛び出す症状です。男性のMRIの画像には、確かにヘルニアはありました。

ところが、実は、ヘルニアが直接痛みを発生させているとは言えません。

必ずしもヘルニアが痛みを引き起こすわけではなく、体のゆがみにより起こる関節の障害であるケースも多いのです。

実際、腰にまったく痛みのない健常者でもヘルニアを持つ人は非常に多く、痛みやしびれとの関連はないという研究結果が国内外で報告されています。

この男性に「ゆびのば体操」と「ゆびのばソックス」の着用を指導したところ、なんと1週間で痛みは引いていきました。

その後もストレッチを続けて、ひもをしっかり結んだスニーカーで歩いているため、腰痛は再発していません。

このように、セルフケアで症状が改善していく例が少なくありません。

椎間板ヘルニアが見つかっても、必要以上に心配することはないでしょう。

腰

脊柱管狭窄症は手術を待って！

腰痛は20〜30代での発症も珍しくありません。年をとったから増えるわけではないのです。

最近特に多いのが、脊柱管狭窄症《せきちゅうかんきょうさくしょう》です。発症すると、脳から続く脊髄《せきずい》を守っている脊柱管が狭くなり、足腰のしびれや歩行困難が生じます。

これも椎間板ヘルニアと同じく、ＭＲＩの普及で見つかりやすくなった症状です。

クリニックにも、「整形外科で手術を勧められたが怖い」と、相談に来られる方がたくさんいます。

離れて暮らす私の父も、脊柱管狭窄症と診断され、手術を決意していました。

しかし、ＭＲＩの画像を診てみると、それほどひどい狭窄ではありません。

父には再度しっかりと「ゆびのば体操」を教え、靴ひもをきちんと締めることを徹底してもらいました。すると、３カ月も経たないうちに、嘘のように歩行時のしびれや痛みは消えていったのです。

今では薬も飲まず、ゴルフを楽しみ、日課のウォーキングを続けています。


脊柱管狭窄症も、ヘルニアも、すべり症（腰椎の変形）と呼ばれる腰痛も、足指が原因の「ねこ背」や「前屈みの姿勢」で発症する方は本当に多いのです。


もちろん、手術が必要な場合もあります。それでも、手術の前に、セルフケアでできることはあります。

あせらずに、まずは足指を伸ばすことから始めてみましょう。

ひざ

重〜いひざ痛がパッとなくなる！

ひざ痛でお悩みの方は本当に多いですね。薬局には軟骨成分を補うサプリメントや、痛みを和らげると銘打ったサポーターなどであふれています。

それもそのはず。階段の昇り降りのときなどは、**ひざには体重の2〜3倍の重さがかかりますが、足首や股関節に比べて可動域が狭く、体重を逃すことができないため、他の関節と比べて痛みが出やすいのです。**

10年前に変形性ひざ関節症と診断された74歳の女性は、「ひざがコンクリートで固めたように重い……」と、杖をついてツラそうに来院されました。

足指を診てみると、かがみ指で、浮き指。

この足指の変形によりひざの軟骨が片減りし、痛みが発生していたのです。

さっそく「ゆびのば体操」で足指を伸ばすと、その場で親指が地面に着くようになりました。これだけでもバランスが取れて、歩きやすくなります。

2回目の受診では杖がいらなくなり、痛みもひいていました。

60代でひざ痛に悩む女性も「ゆびのば体操」と「ゆびのばウォーク」（5章）で、歩く速度が変わりました。背筋が伸びたので、一気に若返って見えます。

正座ができない、階段が苦痛といった症状も、足指を伸ばして歩くことで早ければ3カ月、長くても半年ほどで痛みが収まります。

ひざ痛のある方は、特に歩き方の改善がオススメです。ラクになった状態で歩くことが大切なので、サポーターを着けて歩いてもよいでしょう。

歩行は何よりも大切なエクササイズ。ひざ頭が自分の正面に向かって動くように歩いてみてください。地面から足が離れるときに、親指で地面を押す感覚が味わえるはず。そうすると、ひざへの負担がぐっと減ります。

脚

O脚が治るのは当たり前の光景

街で人が歩く姿を見ていると、O脚（ガニ股）の人が目につきます。特に雨の日や寒い季節に長靴やブーツになったときは、それまで以上にO脚が目立つのです。

O脚で悩む方は多く、女性は、見た目がとても気になりますよね。左ページの写真は、30代の女性です。足指は重度の内反小趾で、O脚がかなり進んでいました。

5分間、足指を伸ばすと、すぐにひざ、ふくらはぎの距離が近くなりました。**「ゆびのば体操」を続けて履くものに気を配ると、数カ月で知らぬ間にひざがつくようになります。**

O脚の治療はあまりにも「当たり前に治っていく」方が多いのです。

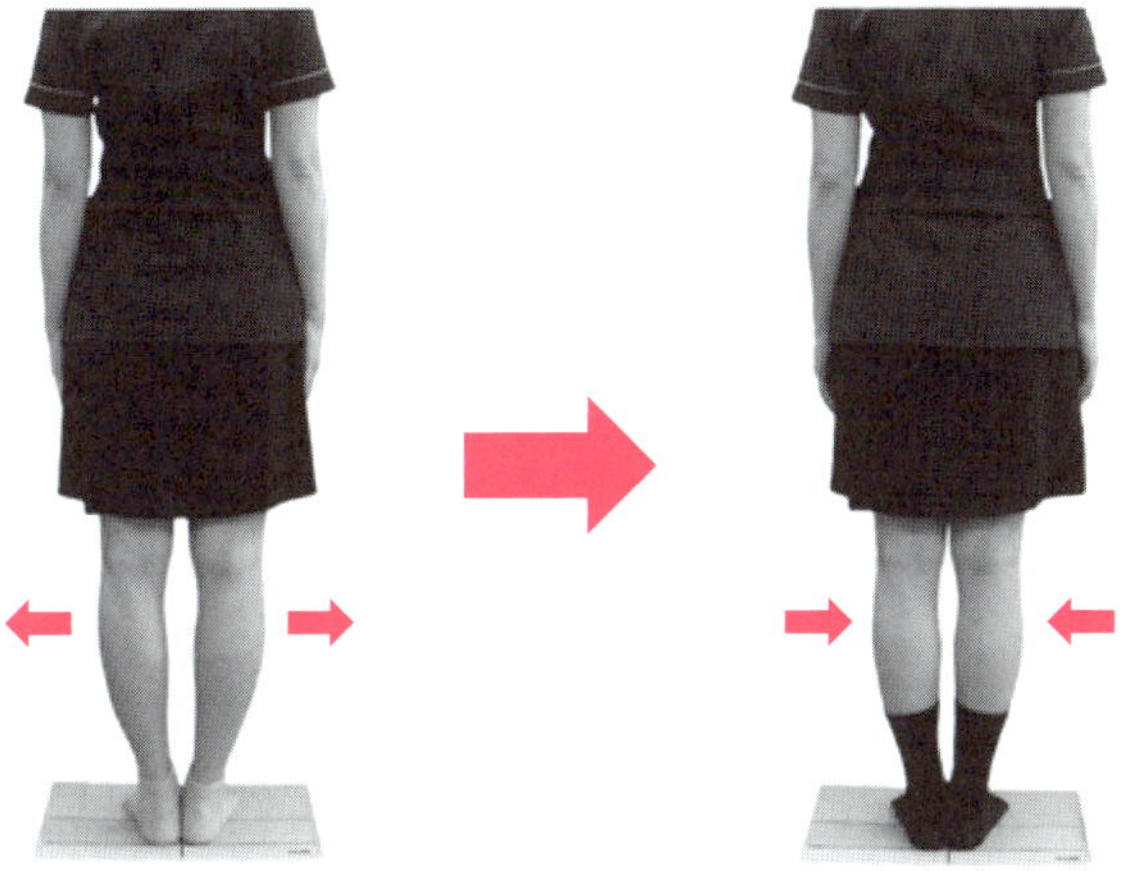

before　　after（５分後）

脚

むくみ・下肢静脈瘤が解消する！

むくみの大きな要因も足指と考えられます。

足裏の筋肉とふくらはぎは、密接に関係しています。

足指の動きが悪いと、ふくらはぎの筋肉が十分に収縮せず、上体に血液を押し返せない（血流障害）ため、余分な水分や老廃物が溜まります。

これが、「むくみ」の正体です。

ふくらはぎの筋肉がけいれんする「こむら返り」（足のつり）も、ふくらはぎの血流の悪化で起こります。睡眠中のこむら返り、痛いですよね。

特にストッキングや加圧タイプのタイツを履く方は、足指の動きが制御されるため、要注意。帰宅後や就寝前に「ゆびのば体操」を行ってください。

3分やるだけで、不快なだるさ、むくみが軽減し、足のつりが防げます。

ふくらはぎの血流が悪化すると、血管が劣化する「下肢静脈瘤《かしじょうみゃくりゅう》」を発症することも。痛みなどはないものの血管がボコボコと脚に浮き上がり、見た目が大きく変わります。女性に多い症状で、クリニックでも「ふくらはぎを見せたくない」「スカートを履けない」と気にされる方がたくさんいらっしゃいます。

みらいクリニックに来た70代の女性は、下肢静脈瘤がふくらはぎ後部だけでなく前部にも発症し、かゆみがひどく、正座もできない状態でした。

足指は、みごとな「かがみ指」。かなり重症だったので、こまめに足指を伸ばしてもらい4カ月後、デコボコに浮き上がっていた血管が引っ込み、かゆみもなくなりました。歩くのも、正座も楽になったと感激しておられました。

足指を伸ばして血流を改善し、キュッと引き締まった足首と、スベスベのふくらはぎを取り戻してください。

足 冷えがなくなり、足先ポカポカ！

ふくらはぎを動かす運動ではよく、かかとを上げたり下げたりしますよね。

5章で紹介する「ゆびのばウォーク」の小股歩きは、まさにこの動きの連続です。

小さな歩幅で、地面を押して蹴り出すことで、ふくらはぎのミルキングアクション（乳搾りのように伸び縮みすること）を起こします。

これが、ふくらはぎのポンプ作用です。

血液は心臓から送られて、また心臓に戻るという循環を繰り返していますが、下半身は重力の影響を受けて進むため、かなりの負担です。

そこで、ふくらはぎの筋肉が伸び縮みすることで、血液を上半身へと送り返しているのです。もちろんリンパの流れにも影響します。

足指を使って歩くのと、指をかがめて歩くのとでは、ふくらはぎの筋肉の動きと流れる血液の量も変わってくるのです。

常に指をかがめている状態だと、ふくらはぎの筋肉が動かされず、緊張したままになります。

試しに、足指をぎゅっと丸めて歩いてみてください。ふくらはぎが使えずに硬くなっていますよね。

筋肉の動きが悪いと、末端にまで血液がうまく運ばれず、足が冷えてきます。

立ちっぱなしや座りっぱなしで足が疲れたら、ぜひ足指を伸ばして歩き、冷えとむくみを解消しましょう。

歩くときは、ふくらはぎをしっかり使うのがポイントですよ。

足

不快な足のしびれが消える!

なんとなく気になる足のしびれ、「そのうち治るだろう」と放置しているうちに、「しびれ」が「痛み」に変わることもあります。

しびれがあると「脳や神経の問題では……」と早合点する方も多いのですが、しびれにもさまざまな原因があるんです。

しびれはあるけど神経には異常がなく、原因不明のために長年悩んでいるという方も多いですね。

学校教師をされている57歳の女性は、4年前からひざから下が常にしびれて、痛みがあり、姿勢が前傾するほど悪化していました。

別の病院で、腰や首の神経を診てもらったものの原因がさっぱりわからず、困り果てて来院されました。

足指は浮き指。5本ともほとんど地面に接していないため、かかとに重心がかかってしまい、バランスを崩していました。

この状態が、しびれを引き起こしていたのです。足裏の接地面積が狭いと重心の位置が崩れ、力みが出てしまい、血流傷害を起こします。

そこで、「ゆびのば体操」を行い、足の血流をよくしてから歩いてもらうと浮き指はずいぶん回復しました。

4年も続いていたしびれは、3回目の診察のころにはきれいに消え、「これで運動会の練習に参加できます!」と喜んでいただけました。

足がしびれる方は、特に指をこまめに触って伸ばしてあげてください。

「ゆびのば体操」に加えて、足指でグー・チョキ・パーの動きをするのもオススメです。

血行がよくなり、次第にしびれは消えていきます。

足

外反母趾の痛みが消える！

足指の変形は、小さな小指の内反小趾から始まりますが、小指は曲がったり寝てしまっても、あまり痛みが出ません。

その結果、自覚症状がないことも多いのです。

それが親指の変形「外反母趾」になってくると、指の付け根に痛みが出てきます。

出っぱった骨が靴に当たって、さらに痛みが増すこともあります。

先の細いパンプスを履く女性に多いと思われがちですが、今まで説明してきたように、ビーチサンダルやぞうりなどを履く方にも見られる症状です。

圧迫された親指の爪まで変形して、巻き爪になり、さらに痛みが増すことも。

痛みがひどい場合は、外科手術を勧められることもあるでしょう。

写真は、外反母趾で足の付け根に痛みがあり、来院された男性の足指です。

3カ月でずいぶん親指がまっすぐになりました。

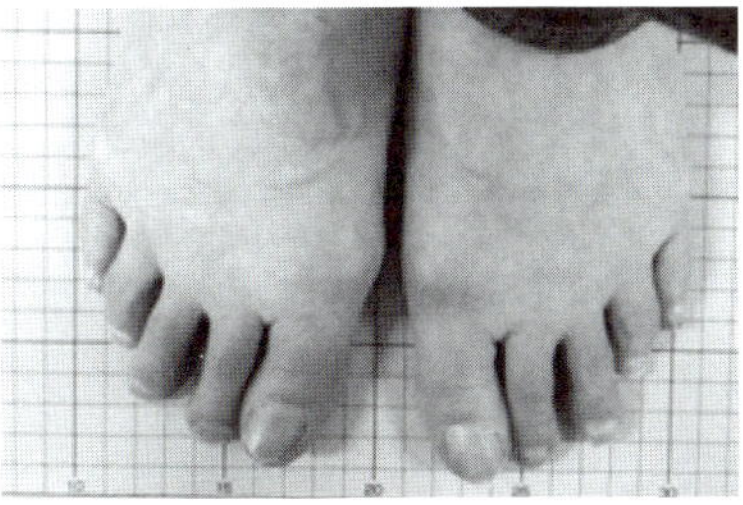

before

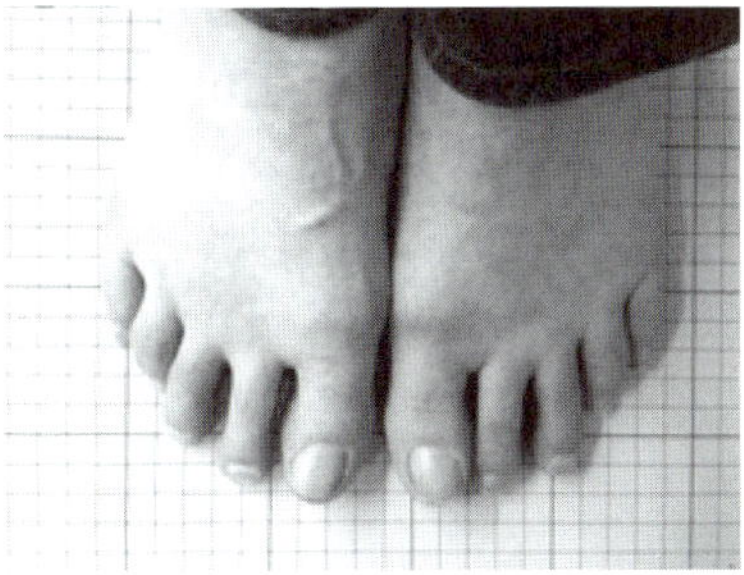

after（3カ月後）

足

巻き爪は時間をかければ治る！

巻き爪は、爪がカーブをして足指に食い込んでしまう症状です。足が健康であれば、爪はまっすぐに伸びますが、足指に体重がかけられていないと変形を起こし、ひどいと激痛を招きます。

皮膚科によっては、爪を短く切り、場合によっては爪が生えてこないように根元から爪を除去する手術をすることもあります。

しかし、爪は足指を安定させる大事な役割があり、必要だから生えているもの。簡単に手術するのは反対です。

みらいクリニックを訪れた58歳の女性は、外反母趾・内反小趾の「棺桶足」で親指の爪が短く、皮膚に食いこんで、痛みのある状態でした。

この方の問題はまず深爪。足の爪を切りすぎて安定を欠いていたのです。

爪はそもそも、足指がきちんと地面に接地するために必要なもの。

なぜなら、足指が地面に着いたとき、爪の圧力で足指の先を押し返し、足先が浮かない（浮き指にならない）ようにしているのです。爪を短くしすぎると、地面を踏んだ圧力を押し返せないために、指が浮いてきます。

浮いた状態で、靴下などで指先を締めつければ、爪は湾曲してきます。

初診時は、足裏全体にバランスがかかるようまっすぐに立つことと、「ゆびのばソックス」で指を伸ばして歩くこと、深爪せずに少しずつ伸ばし、足指と同じ長さに切ってもらうようアドバイスしました。

さらに「ゆびのば体操」を続けてもらったところ、約1年で爪はまっすぐに生え変わり、痛みも消えました。

「ゆびのば体操」を行うときは、痛みがあるなら無理に手の指をはさむ必要はありません。痛みの出ない範囲で伸ばしてください。

根気よく続けていくことで、爪は生まれ変わります。

血流

血圧がぐっと下がり、安定！

足指を伸ばして、血流が改善した例もあります。

67歳の女性が、当院に来られたのは半年前。２年前から足がつって歩くのがツラかったのが、「ゆびのば体操」でラクになり、なんと「念願のグランドキャニオンに登ってきました！」と、満面の笑みで写真を見せてくれました。

来院当初は、血圧が１４０を超えていましたが、足指を伸ばし、お腹を引き上げて歩いてもらうと、２週間後には１２０、ひと月後には１１０に下がりました。

この方の場合は、かがみ指が血流障害を引き起こしていました。

姿勢がよくなってラクに歩けることで、運動量が増え、血圧が安定したのです。

腸

便秘など腸の不調も解消！

姿勢の悪さは、なんと腸の健康にまで影響してきます。

背中が丸まったり、骨盤が後ろに傾くと、内臓自体が落ち込んで腸の働きが悪くなります。

内反小趾だとひざから股関節が外側に広がり、骨盤にも影響します。筋緊張が高まることで腸のぜん動運動が鈍くなって便秘になるという仕組みです。

足指のゆがみが、まさか腸内環境に影響を及ぼすなんて想像もできないでしょうが、**患者さんの中でも「ゆびのば体操」を続けて、すっきり快便になった例が数多く見られます。**

足指を伸ばして、体中の不調を解消したいものですね。

頭〜肩

肩こり・頭痛もすっきり！

足指から遠く離れた肩こりや頭痛も、足指が原因かもしれません。

小指の変形によるO脚など、脚のゆがみによって、左右の脚の長さに変化が生じ、肩の高さも左右アンバランスに。上がっているほうの肩は疲労し、筋肉に炎症を起こします。これが、足指が原因で始まる肩こりです。

頭痛は肩こりが原因のこともありますが、歩き方が頭痛を引き起こしている場合も。

足指を使わないかかと着地の歩き方（5章参照）は、足裏のアーチを使って衝撃を吸収しないため、足からの衝撃が頭までダイレクトに伝わり頭痛につながることがあるのです。

頭

口が開かない顎関節症が改善！

「足指とあごに、なんの関係があるの？」

と思われるかもしれません。

しかし、人間の体というのは、足の先から頭のてっぺんまで、すべてつながっているのです。

足指が崩れて、姿勢が悪くなり、ねこ背の状態になると、バランスをとるため首は前に出てきます。それに合わせてあごもぐっと前に出るため、あごの関節がずれてきてしまうのです。

口が半分以上開かない、あごが外れやすい、かみ合わせが悪いなどの症状で悩んでいる方は、足元を見直してみてください。

姿勢

ぐ〜んと身長が伸びる！

曲がっていた背中がまっすぐになったり、前に倒れていた首がきちんと立ったり、O脚が治れば、当然、身長も伸びます。

ひざに痛みがあり、背筋も曲がった状態で来院されたのは、熊本の80代の女性です。「ゆびのば体操」を指導した翌月には背筋がしゃきっと伸びて、視線も上がり、身長が伸びたとの報告が。ひざの痛みは消え、歩くスピードが上がったことで、まわりから、「若返ったね！」と、驚かれたそうです。

「くる病」という病気のため、足に先天性の変形があり、まっすぐ歩くことができず、装具をつけて来院した男の子もいました。根気強く「ゆびのば体操」などを続けた結果、2年後、装具なしで走れるまでに！　脚の変形が治ったため、身長が一気に20センチも伸びました。

その他

足が上がるから、転倒しない！

年配の方の転倒事故はとても多いと聞きます。転んで骨折し、そのまま寝たきりになってしまうなど、悲しいケースもあります。

私が「ゆびのば体操」を共同開発した保育園でも、園児たちがつまずく、転ぶといった光景がよく見られました。

足指がかがんで広がっていないと、うまく足を上げることができなくなります。

さらに、足指がきちんと地面に接地していないと、かかとのほうに重心があるため、バランスが悪く、足元がふらついてしまうのです。

いくつになっても、足指を伸ばしてしっかり立つことができれば、つまずいたり、転んだりすることは減っていくでしょう。

＼ コラム -04 ／

金メダリストも「ゆびのば」効果を実感！

モントリオール五輪・体操（団体）で金メダルを獲得した五十嵐久人《いがらしひさと》さん（67）も、「ゆびのば」体験者のひとりです。

五十嵐さんは、選手引退後も新潟大学で運動指導をし、今は国際大学スポーツ連盟の理事を務めている、スポーツ界のプロフェッショナル。そんな五十嵐さんでも、足指の健康には気づかなかったそうです。

「2016 年 12 月のランニング中に、20 年前から悩んでいた腰痛が悪化。整形外科に駆け込んだものの、医師からは『脊柱管狭窄症ですね』との診断で、根本的な治療はないと言われました」と五十嵐さんは言います。

痛み止めの注射にくわえ、朝昼晩の 3 回薬を飲むものの、左足首の痛みと左ももの重苦しいしびれがあり、その場に 5 分も立っていることができず、10 メートル歩くこともままならなかったそう。そんな不自由な状態は、1年以上続きました。

「2018 年 7 月に、知人の紹介で今井先生とお会いしました。先生は足指を見て『これが原因かもしれませんね』と言うんです。それから、“ゆびのばソックス”を毎日履いてみました」

激変したのはそれから。すたすた歩けるようになったのです。

「ソックスを履いて1カ月半になりますが、今では毎日2時間ほど散歩しています。痛みとしびれもなくなりました。来月末には片道8時間の登山にチャレンジする予定です」

歩くためには、筋肉を鍛えるよりもまず足指を整えることが大切と、五十嵐さんの体験は教えてくれますね。

5章

もっと足指が伸びる！「ゆびのばウォーク」

「ゆびのばウォーク」で健康な足指が定着！

「足腰が軽い！」
「痛みなく歩ける！」
「重いものもラクラク背負える！」

こんなふうに、一瞬で効果が見える「ゆびのば体操」ですが、その魔法も解けやすいもの。

3章で説明したように、足指は「曲がる」ようにできているので、ほうっておけば、あっという間に元の状態に戻っていきます。

元に戻さないためには、**「指が伸びている状態」を体に記憶させる**必要があるのです。

ここで、いつものウォーキングを少し工夫して、「ゆびのば」効果が定着する方法に変えてみましょう。
それが2種類の「ゆびのばウォーク」です。
小股と大股、歩幅の違うウォーキングで、それぞれ違った効果が得られます。

基本は、「ゆびのば体操」をしたあとに、たくさん歩くだけ。

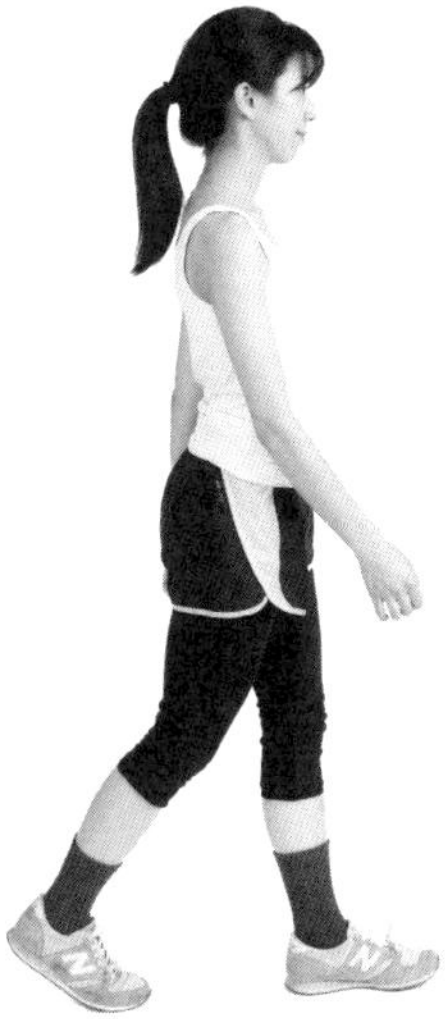

それだけで、指が伸びた状態が定着していきます。

ただし、より効果を高めるには、歩き方に〝ちょっとしたポイント〟がありますので、このあとからご説明していきましょう。

ウォーキングで足腰を痛めていませんか？

気軽にできて健康にいいからと、ウォーキングを実践されている方も少なくないでしょう。しかしそのウォーキング、あなたの体を不健康にしている可能性があります。

2章で紹介したように、小指が内側に寄ると、ほかの指まで曲がっていきます。**悪い指のまま何千歩も歩くと、足は変形し、ゆがんだ状態のまま筋肉がついて、ひざや腰、上半身など思わぬ場所に痛みが出てくるのです。**

ひざや腰が痛いまま歩くと、さらに痛みは増すだけ。

土台をゆがめたまま歩いてもいいことはありません。

小指を正しいポジションにして指を伸ばし、バランスのとれた姿勢で歩くようにしましょう。

ウォーキングしても逆効果なことがある

1

小指がゆがむと、ほかの指も徐々に変形し、姿勢が悪くなる。
悪い姿勢で無理に立とうとすると、骨がゆがみ、筋肉が疲労する。

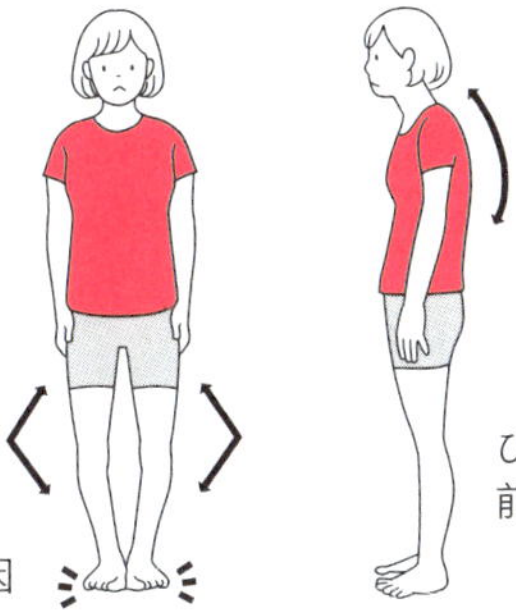
ねこ背・
ストレートネック
O脚
ひざが
前に出る。
小指のゆがみが原因
で、足指がゆがむ。

2

悪い姿勢のまま歩き続けると、ゆがんだ箇所から痛みが出てくる。

首の痛み
腰の痛み
ひざの痛み
足の痛み

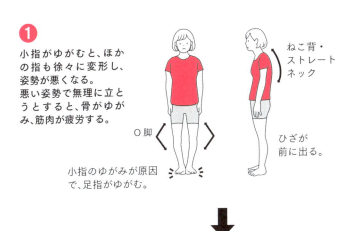

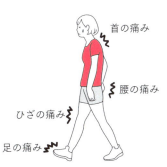

やってみよう！ “ゆびのばウォーク　小股歩き”

まずは、小股歩きの「ゆびのばウォーク」を紹介しましょう。

小股歩きは主に、「足指」が伸びる歩き方です。

後ろ歩きくらいの狭い歩幅で、ひざから下を使って歩くイメージ。

足指で地面を押すように歩くと、足指をしっかり使えます。


欧米人と違って日本人の骨盤は後ろに傾いているため、重心は前方に置かれ、ややねこ背気味になっているのが特徴です。

この骨格の日本人は本来、腰に負担をかけない小股歩きが向いているのです。

小股歩きをしていると、足裏の筋肉をしっかり使うので、ふくらはぎのポンプ機能も高まり、むくみが解消され、全身に血がめぐるようになります。

小股歩きをしてみよう

小股歩きで、足裏とふくらはぎの筋肉にアプローチ。

足指が伸びる
歩き方
POINT
ふくらはぎの筋肉に
アプローチ
POINT
足指が
しっかり伸びる
POINT
後ろ歩きと同じくらいの歩幅で

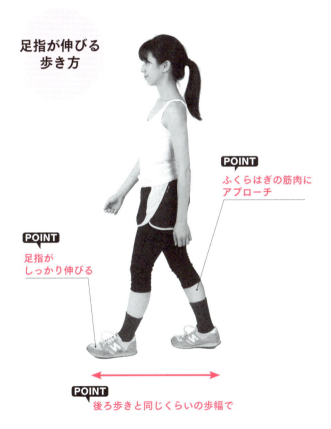

やってみよう！
“ゆびのばウォーク　大股歩き”

足指を使わないからといって、大股歩き（別名・太もも歩き）は必ずしも「悪」ではありません。小股歩きでは使わない筋肉を鍛えることができるからです。

大股で歩く場合、主に「お尻の筋肉（大臀筋《だいでんきん》）」「股関節の筋肉（大腰筋《だいようきん》）」の２つの筋肉にアプローチしていきます。

歩幅が大きいと、指先はほとんど使わずに、かかとで地面に着地します。

若い方たちを見ると、太ももの筋肉が発達している一方で、ふくらはぎの筋肉がなく、アキレス腱が見えない寸胴《ずんどう》の足首の方も多いように感じます。

大股歩きが主流になっているので、意識して歩く際には、小股歩きの割合を増やすとよいですね。

大股歩きをしてみよう

大股歩きで、太ももとお尻の筋肉にアプローチ。

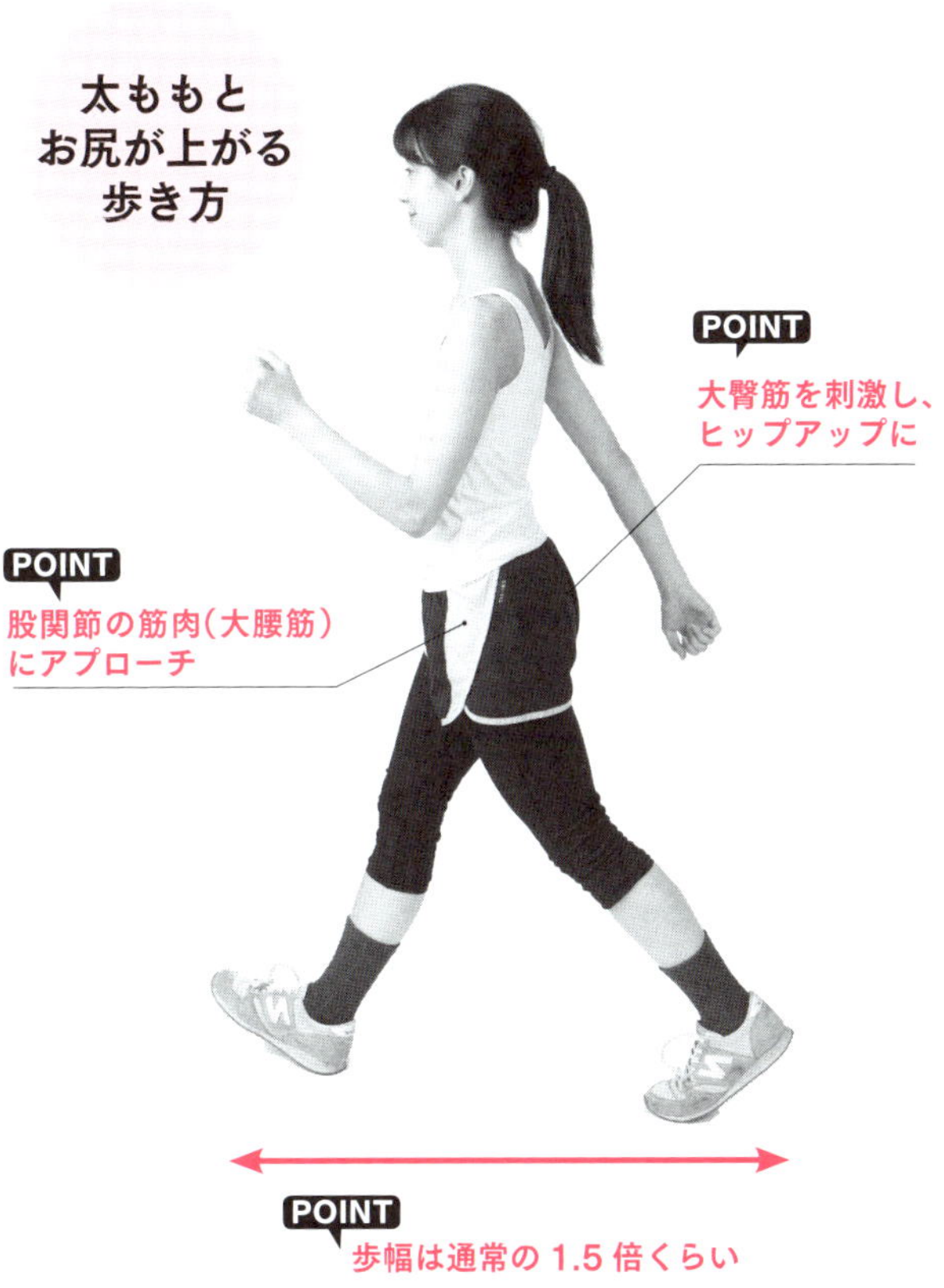
太ももと
お尻が上がる
歩き方
POINT
大臀筋を刺激し、
ヒップアップに
POINT
股関節の筋肉(大腰筋)
にアプローチ
POINT
歩幅は通常の 1.5 倍くらい

意外な盲点!?
両足の横幅が人を老けさせる!

皆さん、歩くときの左右の足幅はどれくらいですか?

年をとると横の幅が広がります。

高齢者で上半身が左右に揺れて歩く人を見かけたことはありませんか?

こうなるのは小指が支えの機能を果たさず、バランスが崩れている証拠。

体をかばって足指がかがむので、前屈みのねこ背になり、股関節は開いてO脚が進み、〝老人歩き〟に……。

この歩き方をしていると、ひざや腰、肩こりなどの弊害も起こります。

これが老けて見えるもと。

見た目年齢は、姿勢と歩き方で決まります。

前屈みの姿勢は胸を圧迫するので、呼吸が浅くなり、疲れやすくもなります。

指がかがむと、足の横幅が広がる

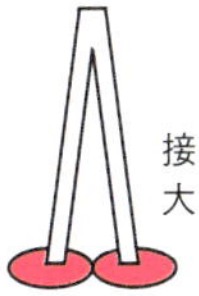
接地面積が
大きい。
狭くても大丈夫。

○ 床との接地面積が広い(指がパッと開いてる状態)と、幅が狭くても立てる。

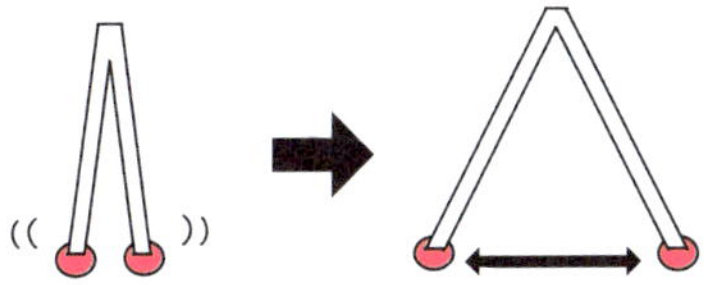
接地面積が
小さい。
広くしないと立てない。

× 床との接地面積が小さい(指が閉じていたり、曲がっていたりする)と、幅を広げないと、不安定で立てない。

両足の間隔が広い"老人歩き"

歳をとって、両足の間隔が広く(ガニ股に)なるのは、足指がガタガタでバランスが悪く、大きく開いて立とうとするため。

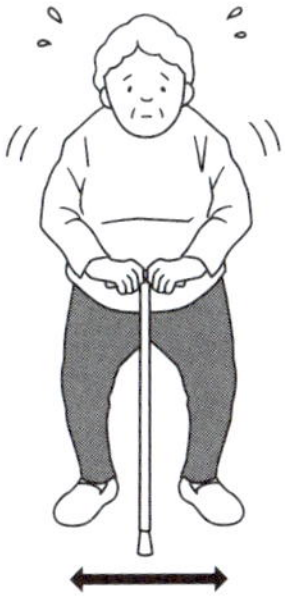
広くなる。

姿勢で10歳若返る！〝継ぎ足歩行〟をしてみよう

前項のような〝老人歩き〟を矯正するには、まずは「ゆびのば体操」をしましょう。

さらに「継ぎ足歩行」というモデルさんがよくやるウォーキングもオススメです。

１本の線上を歩くつもりで、左右の歩幅を狭くしてゆっくり歩きます。片足のつま先をもう片方の足のかかとにつけるように歩幅を狭くして歩くのがポイントです。

徐々に左右の幅が狭くなり、姿勢も歩き方も10歳以上若返ります。

やってみると意外に難しい歩き方ですが、左右のブレを修正していくと、つまずきや転倒防止にもなりますよ。

左右の幅を狭くするトレーニング“継ぎ足歩行”

続けていると、徐々に若々しい歩き方に変わる。

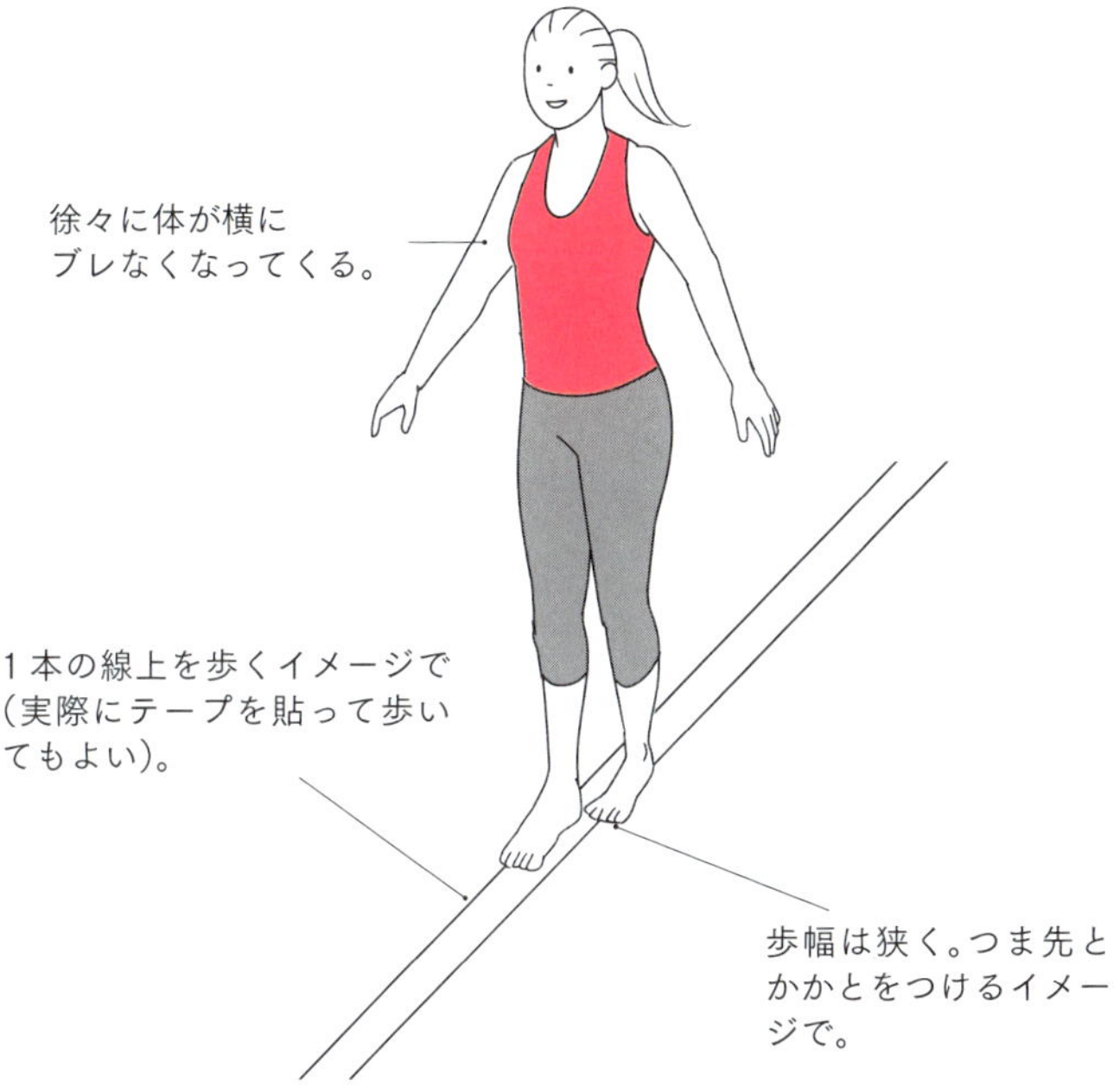
徐々に体が横に
ブレなくなってくる。
1本の線上を歩くイメージで
(実際にテープを貼って歩い
てもよい)。
歩幅は狭く。つま先と
かかとをつけるイメージ
ジで。

痛みがあるなら体を守る「小股歩き」がオススメ

足腰に痛みがある方、高齢の方は、体を守る「小股歩き」をしましょう。

なぜでしょうか?

坂道での歩行を考えてみてください。

下り坂を歩くときは、かかとからドスドスと着地しませんよね。

つま先から土踏まずの真ん中（前足部）で、ふんわりと着地するはずです。

これが「バランスをとって衝撃をやわらげる歩き方」、つまり「体を守る歩き方」なのです。


米国足病医協会の調べによると、ゆっくり歩くときでも、体にかかる重さは体重の約1・2倍。60キロの人だと1歩につき72キロ分の重さがかかります。

もちろん、体は絶妙なバランスで重さを分散し、受け止めているわけですが、足指が変形してバランスを崩していると、どうなるでしょうか。

確実にひざや腰、股関節に負荷がかかってしまいます。


また、大股でかかとから着地する歩き方をすると、その衝撃は肩や首、頭にまでダイレクトに響きます。地面がコンクリートやアスファルトなど固い材質だったり、靴のソールが薄いものならなおさらです。

患者さんの中には、小股歩きに変えて、頭痛がすっきり治った方もいらっしゃいました。


若い方や健康な方ならよいのですが、年を重ねた方、あるいは足に不調を抱える方は、大股のかかと着地よりも、足指を使う小股歩きをオススメします。

年齢や自分の体に合わせてラクに歩けるのが一番！　そうして少しずつ、歩行速度を上げ、距離を延ばしていくといいでしょう。

目標は高すぎず、ちょっとずつ歩数を増やす

ずっと元気でいたいなら、ラクで便利すぎる生活も考えもの。

日々、患者さんを診ていると、人はあっという間に歩けなくなるのだと痛感します。

最初は「歩かない」生活が続いていただけの方も、次第に「歩けなく」なってしまうのです。

歩けるということは、「自分が行きたい場所に、行きたいときに、行ける」ということ。歩く機能が損なわれると、驚くほど生活の質は低下します。

ずっと元気で歩くことは、人生の質を高めるためにも必要なこと。

「ゆびのばウォーク」など、簡単なものを長く続けて「歩ける足指」をキープしましょう。

小股歩きと大股歩きを組み合わせることで、無理なく全身の筋肉を使い、運動効果が得られます。

1日の歩数の目標としては、厚生労働省の指標（「健康日本21」より抜粋）があるので紹介します。

・男性　9200歩
・女性　8300歩

今までよりも10分長めに、500歩多めに歩くなど、無理をせず、少しずつ歩数を増やしていきましょう。

だんだんと足指の形が戻り、歩くのがラクで楽しくなって、若さと健康が取り戻せます。

いきなり「8000歩！」と無理してやる気をなくすよりも、毎日続けることが重要です。

歩くことが楽しくなる
“ながらウォーク”

「ゆびのば体操」と「ゆびのばウォーク」でラクに動ける体づくりをしたら、体を動かすのが楽しくなります。

前項で健康になる目安の歩数を紹介しましたが、意外とハードルが高いように感じましたか？　でも、**日常のちょっとした工夫で歩数は増やせます。**

移動で車や自転車を使わない、エスカレーターやエレベーターを使わず階段にする、電車はひと駅前で降りて歩くなど、ひと工夫してみましょう。

いくつかのスーパーをかけもちして、目玉品を買ってお得感を楽しんでみる、ひと駅先のパン屋さんに焼き立てパンを買いに行く……など、**楽しみのある目的を設定してみてもよいかもしれません。**

毎日の生活で、運動習慣を少しずつ取り入れてみましょう。

ちょっとの工夫でできる"ながら筋トレ"

日常の中でも、「筋力」は貯めていくことができます。ちょっとずつ「健康貯金」をしていきましょう。

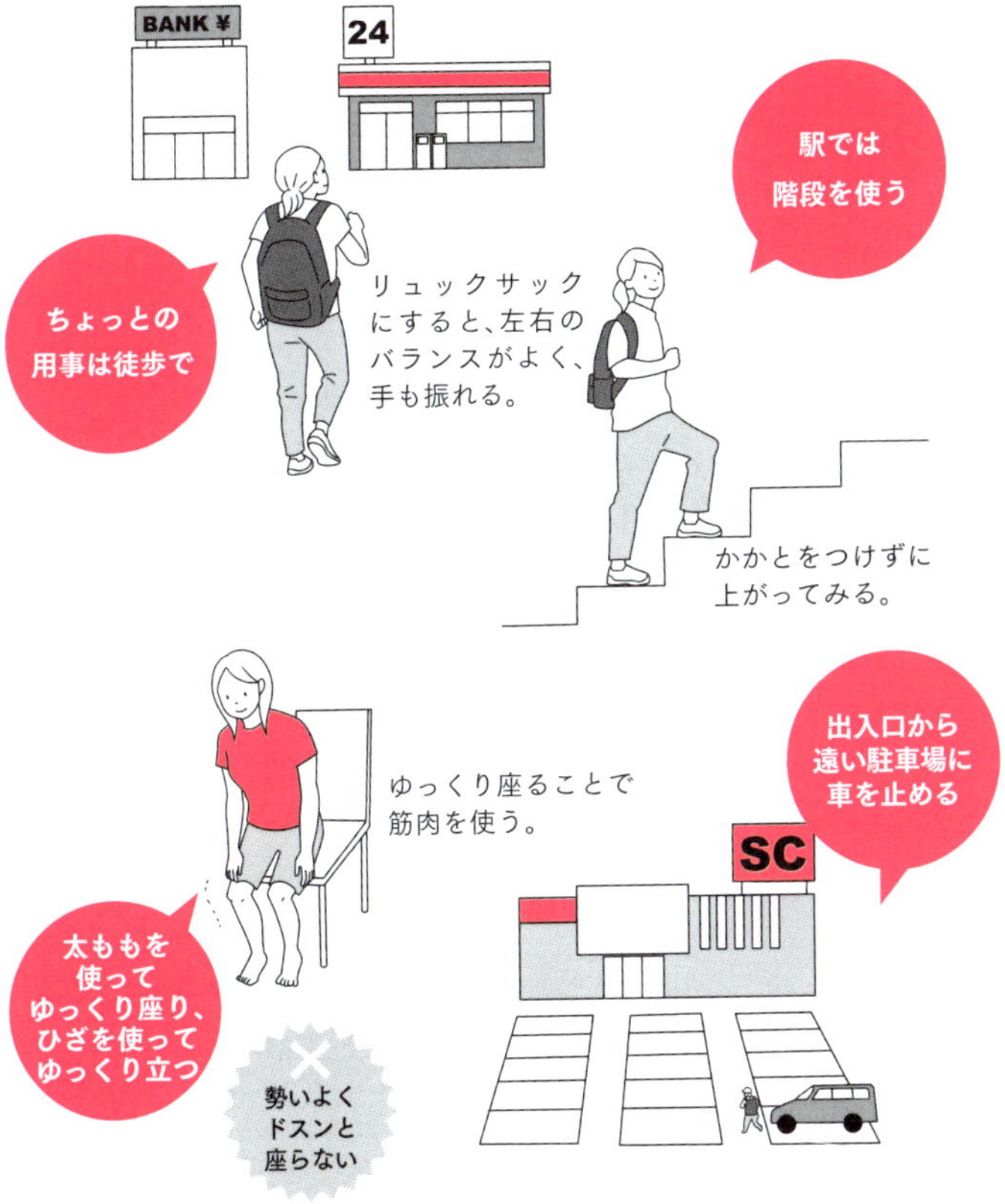
BANK ¥
24
ちょっとの
用事は徒歩で
リュックサックにすると、左右のバランスがよく、手も振れる。
駅では
階段を使う
かかとをつけずに上がってみる。
ゆっくり座ることで筋肉を使う。
太ももを
使って
ゆっくり座り、
ひざを使って
ゆっくり立つ
勢いよく
ドスンと
座らない
出入口から
遠い駐車場に
車を止める
SC

歩くスピードで寿命が決まる

ウォーキングが体にいいとはなんとなく知っていると思いますが、あなたはどのくらいの速度で歩いているでしょうか？

歩行速度と健康の関係を裏付けるデータが、アメリカで発表されました。30～35歳の女性1万3535人で、研究開始時期と9年後の歩行速度と健康状態を調査。

①ゆっくり歩きの人（時速3・2～4・8キロ）と②やや早歩きの人（時速4・8キロ以上）を比べると、②の早歩きの人のほうが、がんや心臓疾患などの大病にかからず、健康な状態を維持できる「サクセスフルエイジング率」が高かったのです（①は1・9倍、②は2・68倍）。

つまり、早歩きができる人は、「健康寿命が長い」ということ。

また、65歳以上の男女3万4485人を、6～21年追跡調査したデータでも、男女いずれも、歩く速度が速い人ほど寿命が長いという結果が出ています。

◆65歳男性の平均寿命

・秒速1・6メートル（時速5・76キロ）で歩く人……95歳以上
・秒速0・8メートル（時速2・88キロ）で歩く人……約80歳
・秒速0・2メートル（時速0・72キロ）で歩く人……約74歳
（※時速4・8キロは、一般の方の徒歩程度の速さ）

東京都健康長寿医療センター研究所の青柳幸利氏によって15年以上行われた中之条研究からも、**歩く速度は、「話せても、歌は歌えない程度」（運動強度は中強度）が体によい**という結果が導き出されています。

「ゆびのばウォーク」をしていると、姿勢がよくなるので、歩行速度も上がってきます。ぜひ、健康のために続けてみてください。

＼ コラム -05 ／

日本の未来も、足の形も棺桶型！？

日本の人口は、2008年の1億2808万人をピークに、減少を続けています。政府の試算では2048年には1億人を割り込み、2060年には8674万人に減少すると推計されています。

同時に高齢化が進み、2060年には65歳以上の割合は約40%！

「働ける世代＝労働力」はどんどん減る一方です。

そして、この人口構成のグラフの形を見ると……まさに「棺桶型」なのです！ これは、世界の主要国の中でも特異な形だそう。

日本がこの棺桶型の人口ピラミッドをどう乗り切っていくのか、世界中が注目しています。

人口構成の問題だけではありません。日本人の足も、年々、棺桶型が増えています。元気で長生きするためには、生涯、歩ける足でいることがとても大事です。

私は全国の学校や高齢者施設で、ゆびのば体操の講演を行っています。高齢化の進む日本で、セルフケアの重要性はますます高まる一方です。

ゆびのば体操で、少しでも足指の棺桶化を食い止めたいと願っています。

6章

教えて！足やウォーキングに関するQ&A

Question

靴はスニーカーじゃないとダメですか？

ダメとは言いません。足指に望ましいのは、ひもをしっかり締められるスニーカーだということです。

オフィスにスニーカーだとまずい職場もあるでしょうし、オシャレなパンプスも履きたいですよね。

ただし、パンプスやストッキングで指先を締め付けたら、帰宅後、「ゆびのば体操」で、かがんだ足指、内側に寄せられた足指をリセットしてあげてください。

Question

夏は毎日、ビーチサンダル！足指が解放されるから健康的じゃないの？

下の写真は、夏のあいだ毎日ビーチサンダルを履いていた30代の男性の足です。足指はかがみ、見事な「棺桶型」に……。

かかとが離れてパカパカするビーチサンダルは、「かがみ指」を生むもと。サンダルやミュールなども同じことです。残念ながら、まったくオススメできません。

それでも履きたいという方は、できれば1日2時間までにして、長時間の使用は避けてくださいね。

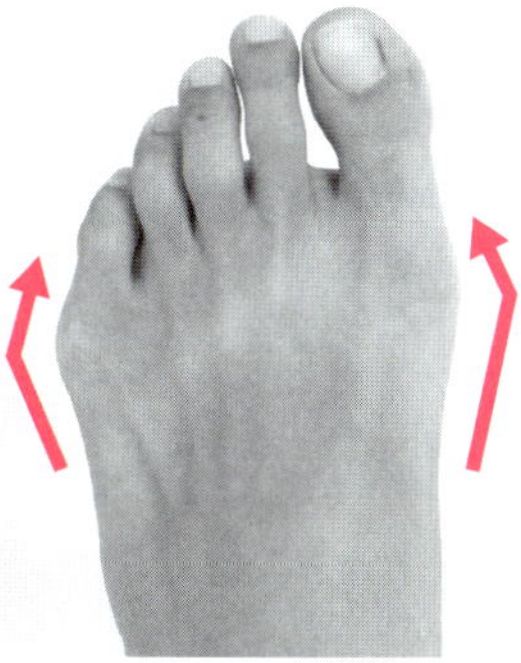

Question

ぞうりは足指を使うから健康にいいんですよね？

日本古来のものが体にいいと思い込んでいる方が、ときどきいます。しかし、一概にいいとは言えません。多くの方が、ゲタやぞうりは足にいいと思っているでしょう。幼稚園や保育園でも、幼児に履かせるため、採用している園もあるくらいですから。

ですが、ゲタもぞうりも、かかとがホールドされないので、指がかがんでしまい、変形を招くことがあります。

地面をつかもうとして力が入りすぎてしまい、指が曲がってしまうのです。体によいと思っていることがアダとなることも……。

足指をかがませないためには、５本指の靴下と、ひもをしっかり締められるスニーカーがオススメです。

Question

オフィスではナースシューズ、家ではスリッパでリラックスしています。

ナースシューズは長時間立ち仕事をするナースのための靴ですが、サンダルタイプはNG。かかとがストラップのみですし、合皮でツルツルしたものだと、すべりやすいので足指に優しいとは言えません。スリッパもすべりやすい上に、かかとがパカパカするので足指は徐々にかがんでいきます。

一番いいのは裸足です。冷えると思われがちですが、足指をしっかり使っていれば血流がよくなるので、冬でも足は冷たくなりません。ただし、足が「樽型」の人は裸足で固いフローリングの上をすごすのは危険。アーチが崩れているので痛みが出る場合があります。

Question

足指の離れている足袋なのに、ひどい外反母趾……。

足袋《たび》は親指だけ独立して、足を筒状に包み込みます。5本指ソックスとは違い、1日中履いて動き続けると、他の足指にかなりの負担になります。弱い小指は足袋で包まれると、薬指側にすぐに倒れます。小指からドミノ式に倒れていけば、4本曲がるのはあっという間。最後には、親指まで変形していくのです。

足袋にツルツルすべるゲタを履けば、さらに変形はひどくなるでしょう。実際、日本旅館で毎日足袋を履く方には外反母趾が目立ちます。仕事で足袋が必要な方には、まず5本指のソックスを履き、1サイズ大きめの足袋カバーを着用するようオススメしています。

Question

タコやウオノメができるのは、不健康な足？

タコやウオノメ、靴ずれは、靴が足に合っていない証拠。

そのまま履き続けると、足指が悲鳴を上げて、必ず変形してきます。3章を参照して、足に合った靴を選んでください。

また、足裏のウオノメは、重心がそこに偏り、バランスが悪いためにできるものです。

立ち方や歩くときの姿勢、足指がしっかり伸びているかをチェックしてみてください。

Question

シルクの5本指靴下を愛用しているんですが、効果ありますよね？

ツルツルしたシルクの5本指靴下は矯正力が弱いため、ゆびのば効果はないと思ったほうがよいでしょう。なぜなら、ツルツルした素材は足がすべるため、無意識に指が曲がっていくのです。

シルクの中でも、絹紬《けんちゅう》糸《し》と呼ばれるゴワゴワしたタイプなら、靴の中で足がすべりません。

カーペット敷きの家の中で履くのなら、ツルツルしたタイプでもいいでしょう。

「ゆびのばウォーク」のときはすべらないものを選ぶなど、用途によって使い分けてくださいね。

Question

カバーソックス愛用者ですが、足に影響ありますか？

足を筒状に包み、甲が出るタイプのカバーソックス。パンプスやフラットシューズを素足で履いている風に見せる用途で、女性の間で流行っていますよね。

残念ながら私は、このソックスを「棺桶製造機」と呼んでいます。足先をすぼませるだけでなく、すべりやすく脱げやすいため、足指には厳しい靴下です。

オシャレには見えるかもしれませんが、足指のことを考えるとオススメできません。

長時間の着用は避けて、脱いだあとは、「ゆびのば体操」を忘れずに！

Question

ウォーキング初心者です。細切れで歩くより、しっかり数十分、歩いたほうがいいですか？

筋力をつけるには、5分を数回に分けて歩くより、20～30分、まとめて歩くほうが効果は上がります。

少なくとも5000歩、できれば8000歩を目指して、早足で歩けるといいですね。

ウォーキングに慣れない方や高齢の方は、無理をせず、自分のペースで。3分早足で歩いたら、次の3分はペースを落として息を整えるなど、工夫をしながら体力をつけてください。

ただし、細切れでもなんでも、少しでも歩く習慣をつけることのほうが大事です。

Question

冷えるので冬は靴下を重ね履きするんですが、ダメですか？

絶対にダメです！　足の変形に拍車をかけてしまいます。

ますます血流が悪くなりますよ。

そのまま続けると、自分では熱をつくれなくなって、足は冷えたまま変形し、ずっと靴下が脱げなくなります。「重ね履き＝冷えつくり」と覚えてください。

特に、足先が筒状になった靴下を重ねて履くのは、足指をいじめているようなものです。

手で考えてください。ミトンの手袋を重ねると、まったく力が入らず、何もできないでしょう？

足指をきちんと使ってこそ、足の筋肉が鍛えられ、足先まで温まるのです。

Question

巻き爪は、どうやって切ればいいですか？

４章でも説明しましたが、一番のポイントは深爪しないこと。痛むためにかなり短く切る方が多いのですが、巻き爪をひどくしてしまいます。ゆっくりでいいので、爪を伸ばしてください。

長さは足指の先と同じくらいにそろえて、カーブをつけず、スクエア（四角く、まっすぐ）に切ります。

感覚的には、「もう少し切りたい」と思うくらいの長さが適当です。切りたい気持ちをぐっと抑えて、指先が隠れる長さまで伸ばし、とにかく足指を伸ばして歩くことで、元の状態に戻しましょう。

Question

カバンの持ち方って、姿勢に影響しますか？

影響します。斜めがけやいつも同じ肩にかけるのはよくありません。当クリニックの患者さんにも、いつも同じ方向に斜めがけして、肩がゆがんでしまった方がいます。

斜めがけするなら、片方だけでなく、交互に持ち替えてください。肩にかける場合も、長時間同じ肩にかけないこと。持ちやすいほうに偏りがちですが、意識して持ち替えましょう。

長時間にわたって力が加わると、たとえ小さな力でも、体は簡単にゆがんでいきます。通勤通学のカバンの持ち方も要チェックです。

ちなみに私はリュックを背負って、体が傾かないように心がけています。

Question

母が転んで入院しました。歩かせたほうがいいですか？

もちろんケガを治すのが優先ですが、歩けるなら、ぜひともがんばって歩いていただきたいです。

当クリニックの患者さんで、転倒してひと月入院し、そのまま歩けなくなってしまった方がいます。

上げ膳据え膳で、動かないでいると、足腰はもちろん、体全体が弱っていくのです。

痛みがあるなら、早く改善を。そして、ラクな姿勢で無理のないように歩いてもらってください。

歩かないと、歩けなくなります。高齢者は3日寝込むと、3週間分筋力を落とすというデータもあるんですよ。

Question

介護で「ゆびのば体操」をやってあげたいのですが、加減がわかりません。

人にやってあげる場合は、できるだけ力を入れないこと。ゆっくり、優しく、ほんの少し伸ばすだけで大丈夫です。足指がくっついている方には、手の指を入れて、ほんの少し広げるだけでもいいくらい。

決して力を入れたり、無理に伸ばさないでください。お年寄りの場合は、足指が固くなりがちなので、足湯でほぐしてから行うといいでしょう。

手の指が入らない場合は、1本ずつ伸ばしてあげるだけでもいいですよ。

Question

「ゆびのば体操」は、長くやったほうがいいんでしょ？

長くやるより、こまめにやるほうがいいですね。

1回あたりは3分、長くても10分やれば十分です。ストレッチすればすぐに足指は伸びますが、指は本来、曲がりやすくなっていますから、効果は長続きしません。1時間後にはまた曲がっていると思ってもいいくらいです。

長くやるよりも、歩く前、帰宅後、就寝前など、こまめに伸ばして、足指に伸ばした状態を記憶させてください。

Question

ひざが痛くて、歩くのがツラいです……。

痛いときは、無理して歩かないでください。

体がゆがんだまま歩くと、さらに痛みが悪化する恐れがあります。

まずは足指を伸ばすこと。

足指が伸びてバランスがとれると、体がラクになって、腰やひざの痛みも軽減するはずです。

とにかく、「歩ける体づくり」のほうが先決。ラクに歩けるようになってから楽しんで歩きましょう。

＼ コラム -06 ／

靴にお金をかけたのに、靴下で台無しに……

私には息子と娘、２人の子どもがいますが、足指のことを気にかけ、ファーストシューズから、靴には気を遣ってきました。成長にあわせてシーズンごとに買い替えてきたのです。

それなのに、４歳くらいでガク然！ 指は広がっていたものの、「かがんで」いたのです……。

原因は靴下。

問題は、誰もが当たり前のように履いている筒状の靴下です。この形の靴下は、足指を伸ばすどころか、足先を内側に包み込んでしまうため寝指、かがみ指を生むのです。

手の指で考えてください。ミトンの手袋だと、指が動かず不自由ですよね。筒状のソックスはまさにミトン状態です。

寒いからといって靴下を重ね履きすると、足指はまったく動かず、確実に小指は寝指となって他の指の変形も進んでいきます。

また重ねて履いて窮屈にすることで、足指の自由がさらに奪われます。足指を動かせないから血流が悪くなり、爪が硬くなって変形したり、冷え症を生むこともあります。

靴にいくら気をつけていても、靴下ですべて台無しになってしまうことがあることを覚えておいてください。

特にお子さんが小さいうちは、「冷えるとかわいそう」という大人の目線で常に靴下を履かせてしまいがちですが、足指や足裏の感覚の成長のためには、なるべく裸足で生活させてください。子どもを心配する親心であっても、成長の妨げになってしまうことがあります。

実践編

今日から伸ばす！「ゆびのば」プログラム

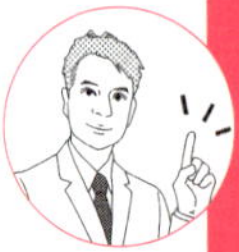

足の形をチェックしよう

さっそく今日から足指を伸ばす「ゆびのば生活」を始めてください。内容を振り返りつつ、最短で「ゆびのば」を実現するプログラムを紹介します。

まずは、あなたの「足の形」診断から。履いているものを脱ぎ、両足の形を見てみましょう。足の指は、末広がりにパッと伸びて広がっていますか？
親指も小指も曲がり、足指が寄っていたら、片足を棺桶に突っこんでいる「棺桶型」です。今すぐに足指を伸ばしましょう。足の親指が曲がる外反母趾ではないからといって、安心はできません。小指が内側に寄っていませんか？

もし、小指が曲がっていたら、足全体が変形する前兆ですので、注意が必要です。

あなたの足は末広がり型？　棺桶型？

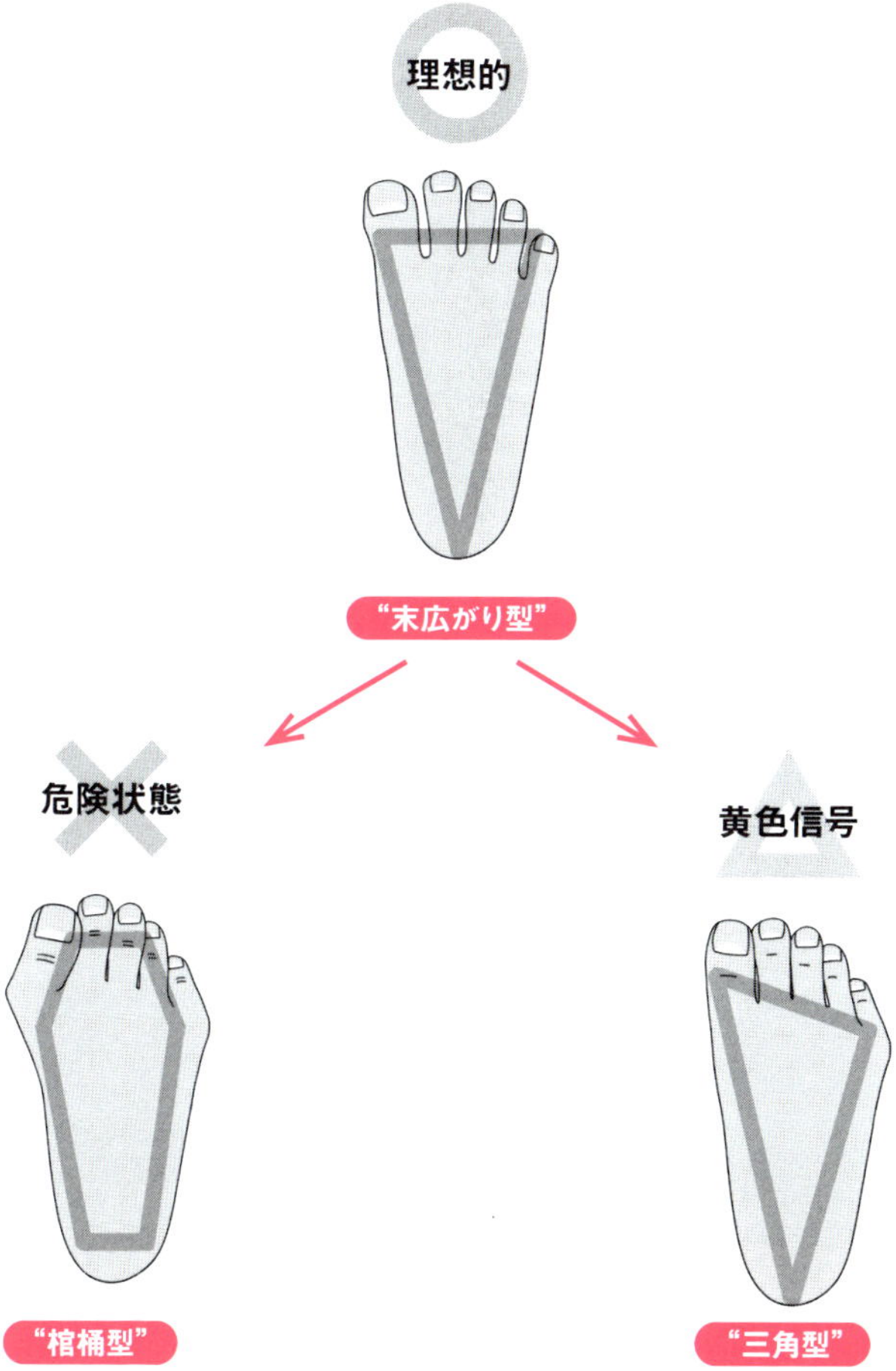

まずはチェック②

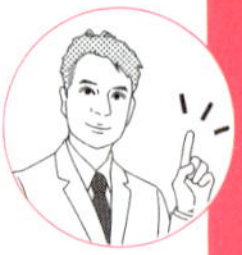

体のゆがみ具合を見てみよう

肩は下がっていませんか？　骨盤はゆがんでいませんか？　脚の長さは左右均等ですか？

体にゆがみがあると徐々に痛みが発生してきますが、ゆがみは意外と目で見てもわかりにくいものです。

そこで、体にゆがみがあるかどうかをチェックしてみましょう。足元に目印となるテープを貼り、目をつぶって足踏みをします。30秒後に、目を開けてみてください。

元の場所に立っていたら、体は均整がとれており、まっすぐに立てています。**目印から離れているほど、体がゆがんでいる証拠。**足指を伸ばして改善しないと、ゆがみは悪化していきます。

目印からズレるほど、体はゆがんでいる

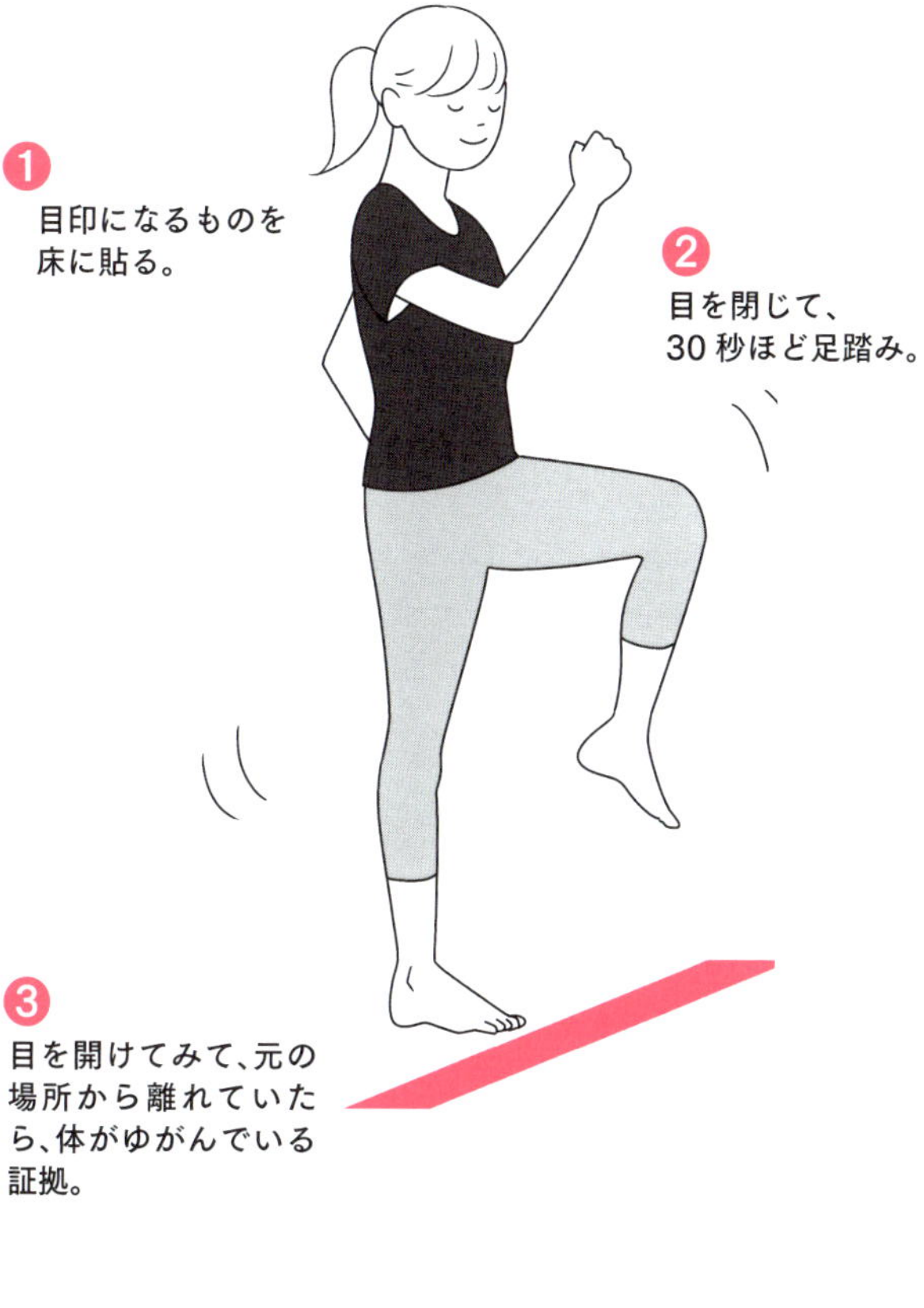
1
目印になるものを
床に貼る。
2
目を閉じて、
30 秒ほど足踏み。
3
目を開けてみて、元の
場所から離れていた
ら、体がゆがんでいる
証拠。

まずはチェック③

ふらつかず立てるか、確認

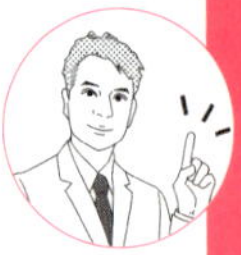

まっすぐに立てていても、体に踏んばる力が欠けていたら、動いたり歩いたりしているあいだに、体はどんどんゆがんでいきます。

体の踏んばりを支えるのは、足裏のアーチ。前後、左右、上下に動いたときにもブレないよう、体をしっかりと支えてくれるのです。

足裏のアーチが崩れていると、いくら体幹の筋肉を鍛えても、体はふらつきます。

足指がしっかり伸び、足裏のアーチが機能しているかを確認しましょう。

肩幅ほどに足を開き、前で手を組み、下方向に引っぱってもらいます。このときグラついたり、前につんのめったら、アーチが衰えている証拠です。背中側で手を組んで、後ろ側も試してみましょう。

バランステストで足の踏ん張りをチェック

後方に踏んばる力をチェック

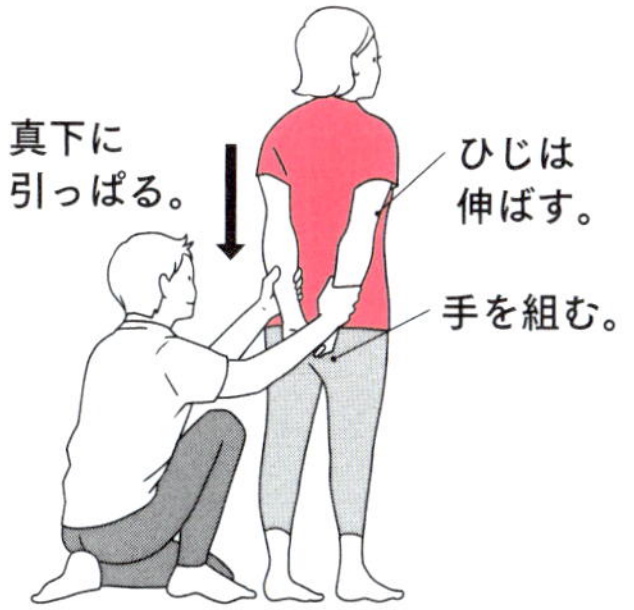
真下に
引っぱる。
ひじは
伸ばす。
手を組む。

肩幅くらい開く。

前方に踏んばる力をチェック

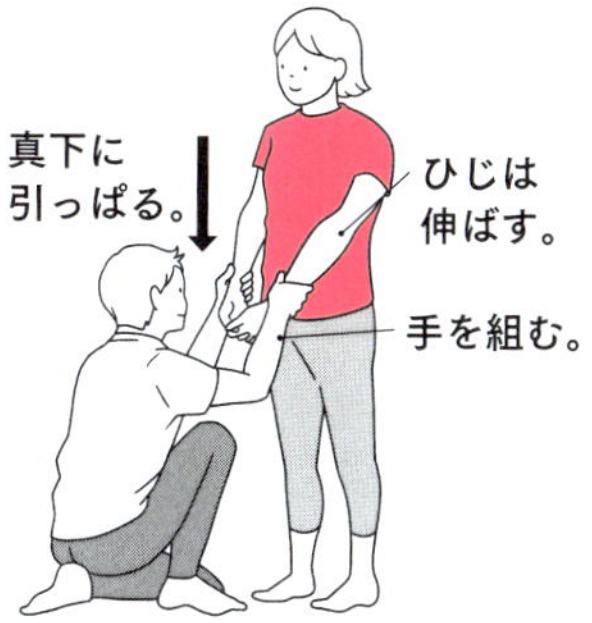
真下に
引っぱる。
ひじは
伸ばす。
手を組む。

肩幅くらい開く。

ふらついたら、足指が開いていない証拠！

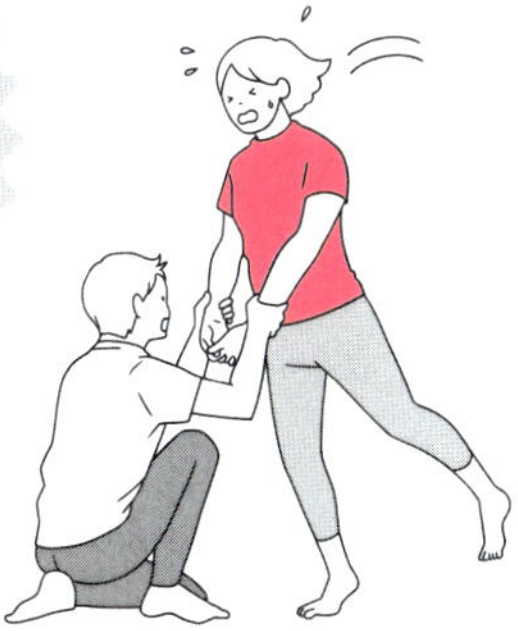

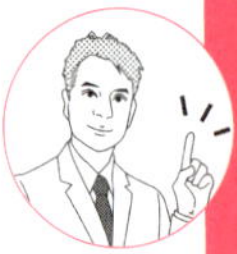

「ゆびのば体操」をしよう

現在、体に不調が出ていなくても、足指が伸びていなかったり、体がゆがんでいたりしたら、そのうちに痛みが出てきてしまうでしょう。

さっそく今日から、「ゆびのば体操」で、足指をストレッチ。

足の裏側を、優しく、ゆっくりと伸ばしていきます。伸ばしていったところで5秒ほど止め、足の甲側も同様に伸ばします。15～20往復ほどしたら、反対の足にチェンジ。両足で、3分ほどでOKです。

ギュッと強く握ったり、一気にストレッチしてしまうと、体の反射で筋肉は縮こまってしまい、足指は伸びません。

また、浮き指の方は足指が反りやすいのですが、反りすぎはNGです。90度以上曲げないように注意しましょう。

曲がった足指を優しくストレッチ

❶
足の裏側を
優しく伸ばし、
５秒キープ。

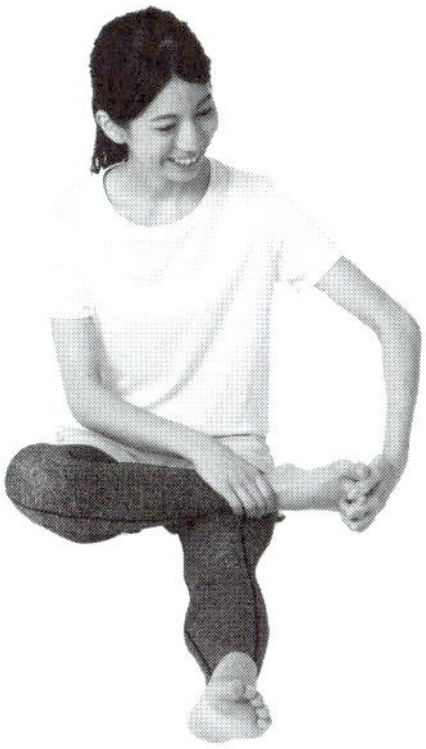

❷
足の甲側を
優しく伸ばし、
５秒キープ。

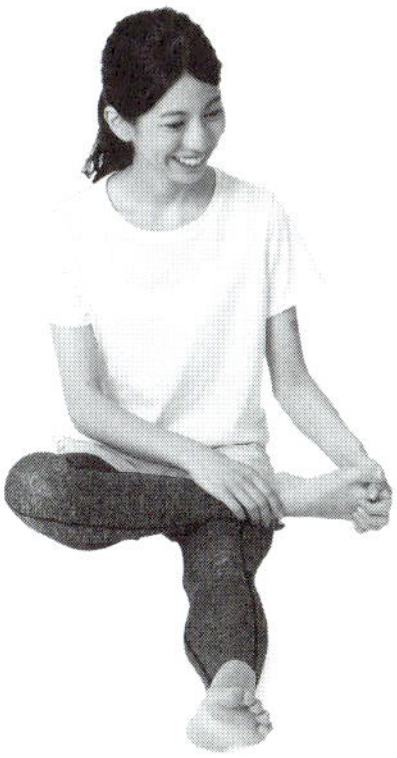

❸
❶、❷を交互に両足で３分ほど。

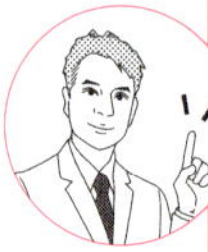

「ゆびのばウォーク」をしよう

足指は曲がるようにできているため、「ゆびのば体操」で伸ばした足指も、すぐに元どおり曲がっていってしまいます。

そこで、伸ばした足指を定着させる「ゆびのばウォーク」をしましょう。

伸びた足指で歩いていると、伸びた状態を体が記憶していきます。

歩けば歩くほど足指が伸びていくので、「ゆびのば体操」で体の痛みをやわらげたあとには、必ず歩くことを勧めています。

痛みのある人ほど、ウォーキングの本などで推奨されている「大股歩き」ではなく、足指をきちんと使う「小股歩き」をしましょう。

後ろ歩きほどの狭い歩幅で歩くようにすると、足指が伸びていきますよ。

小股歩きをしてみよう

小股歩きで、足裏とふくらはぎの筋肉にアプローチ。

足指が伸びる
歩き方
POINT
ふくらはぎの筋肉に
アプローチ
POINT
足指が
しっかり伸びる
POINT
後ろ歩きと同じくらいの歩幅で

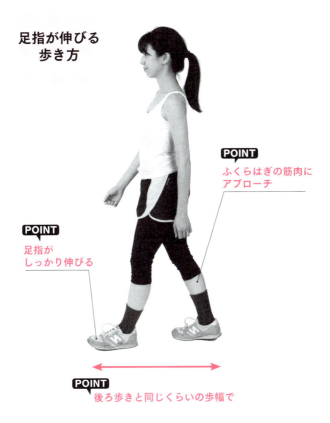

おわりに

足指は、一生元気に歩くための大切な土台

私は内科医ですが、呼吸と足を専門に診ています。「足育」と「息育」、2つの「そくいく」は、どちらも「予防医学」の観点から始めました。

病気になってから治す「対症療法」ではなく、「痛みが出ない・病気にならない体づくり」を目指したいとの気持ちがあったからです。

病気にならないようにする、これは予防医学です。

そもそも医師は、病気になってからしか治療ができません。

その前に何かできないかと試行錯誤し、まずは私自身の健康を維持するための情報収集をしました。その教師は受診する患者さんです。

そこから、とても大切なことが2つわかりました。

「命の入り口（口と鼻）」と「命の土台（足腰）」のケアです。

みらいクリニックは、「病院にかからない身体づくり」を提供したいと思っています。ですから、慢性病であっても、何年も通い続ける患者さんはあまり多くはありません。

数回来ていただき、もう心配ないなと思ったら、「もう来ないでいいですよ」と、私はあえてお伝えします。「え？ もう終わりですか？」と驚かれることもあります。

それも、すべて「患者さんご自身の治癒力」を信じているからです。

もちろん治療は大切ですが、医師はあくまでサポート役で、治していくのは患者さんご自身のセルフケアです。

処方した薬も飲んでもらわなければ、意味がないのですから。

本書でも繰り返しお伝えしていますが、姿勢よくまっすぐ立てて、歩ける体を保てると、体の不調は出ません。

ですから、私は、まっすぐ立つ、どこへでも歩けるための足指をつくる「ゆびのば体操」を伝え続けたいのです。

とはいえ、ほとんどの人は「痛みが出てから」「病気になってから」自分の体に注意を払います。

それでは遅いと言わざるを得ません。

片足を棺桶に突っこんでいる「棺桶型」……なんて物騒な表現をしてしまいましたが、どうしても普段は意識しない足指、特に足の小指に注意を向けていただきたかったのです。

足指は、いつまでも元気に歩くための大切な土台です。

その内容を本書で余すことなくお伝えしましたので、改めて足指の重要性を感じてくださればと思います。

一生歩ければ、人生は楽しい。

本書が皆さまのすばらしい人生に寄与することができれば、望外の喜びです。
お読みいただき、本当にありがとうございました。

かんき出版の方々、編集の古川有衣子さん、快く撮影を引き受けてくださった皆さま、そして医師としてまだまだ未熟な私を信頼して体を預けてくださり、貴重な経験を積ませていただいた患者さん方に心より感謝いたします。

2018年10月

今井 一彰

足腰のお悩みはこちらへ

- 「足育」のみらいクリニック（福岡県）
  https://mirai-iryou.com

- 全国で足の相談を受けられます
  https://toe-health.com

【著者紹介】

今井　一彰（いまい・かずあき）

◉——みらいクリニック院長／内科医／日本東洋医学会漢方専門医／日本病巣疾患研究会副理事長。

◉——全身の痛みや不調は足指が原因であることを発見し、足元からの健康づくり「足育」を提唱。「薬に頼らず、一生歩ける足づくり」をモットーに、足を専門に診る「痛みと姿勢の外来」で、現在までに１万人超の「足と足指」を診察してきた。クリニックには、他の病院では治らなかった患者ばかりが集まってくる。

◉——福岡県内の保育園と連携し、開発した「ゆびのば体操」は、誰でも簡単にできる足のセルフケアとして、福岡県を中心に全国500以上の保育園や小学校、病院、介護施設などで実施されている。足腰の痛みの軽減だけでなく、転倒が減り、運動能力（ジャンプ力、走る速度）がアップしたという成果も出ている。

◉——全国各地で「ゆびのば体操」を広げる講演や、「ゆびのばセミナー」を実施。どの会場も満席の人気講演となっている。

◉——著者の元には、「20年悩んだヘルニアが治った」「寝たきりから歩けるようになって、海外旅行に行けた」「くる病の子どもが歩けるようになった」など、感謝と喜びの声が毎日寄せられる。

◉——その取り組みは、NHK「おはよう日本」「あさイチ」、TBS「ジョブチューン」などのテレビ番組をはじめ、ラジオ、新聞などで多数取り上げられている。著書（監修）に『はいて歩くだけでやせる！ 魔法のくつした』（主婦と生活社）などがある。

足腰《あしこし》が20歳若返《さいわかがえ》る　足指《あしゆび》のばし　〈検印廃止〉

2018年10月15日　第１刷発行
2018年10月19日　第２刷発行

著　者——今井　一彰
発行者——齊藤　龍男
発行所——株式会社かんき出版
東京都千代田区麹町4-1-4 西脇ビル　〒102-0083
電話　営業部：03(3262)8011㈹　編集部：03(3262)8012㈹
FAX　03(3234)4421　振替　00100-2-62304
http://www.kanki-pub.co.jp/

印刷所——大日本印刷株式会社

　ISBN978-4-7612-7371-2 C0030